Les pionniers de la microchirurgie

Médecine à travers les siècles

Collection dirigée par le Docteur Xavier Riaud

L'objectif de cette collection est de constituer « une histoire grand public » de la médecine ainsi que de ses acteurs plus ou moins connus, de l'Antiquité à nos jours.
Si elle se veut un hommage à ceux qui ont contribué au progrès de l'humanité, elle ne néglige pas pour autant les zones d'ombre ou les dérives de la science médicale.
C'est en ce sens que – conformément à ce que devrait être l'enseignement de l'histoire –, elle ambitionne une « vision globale » et non partielle ou partiale comme cela est trop souvent le cas.

Dernières parutions

Hubert JOHANET, *La chirurgie cœlioscopique Histoire d'une révolution*, 2025.
Jacques VASSAULT, *Contribution à l'histoire de l'asile d'aliénés d'Évreux. Tome IV : Les situations*, 2025.
Jacques JAUME, *Georges Simenon, Maigret et la médecine*, 2025.
Wies DULFER, *Ethnomédecine et soins oculaires modernes au Tchad. Une croisade contre la cécité*, 2025.
Xavier RIAUD, *Histoire de la dentisterie vétérinaire*, 2025.
Xavier RIAUD, *Histoires de l'art dentaire*, 2025.
Patrick Albert POGNANT, *René Crevel. À poumons perdus*, 2025.
Georges TRAVERT, Aleksander EDELMAN, et Isabelle SERMET-GAUDELUS, *La fatalité de la mucoviscidose sera-t-elle vaincue ? Histoire et succès*, 2024.
Patrice PINET, *Christoph Wilhelm Hufeland, hygiéniste, professeur de médecine et premier médecin à la cour de Prusse. 1762-1836*, 2024.
Françoise GUILLON-METZ, *Des diabétiques célèbres. De l'Antiquité à nos jours*, 2024.
Xavier RIAUD, *Expérimentations nazies bucco-dentaires. Éthique médicale et histoire*, 2024.
Mathilde HAGELSTEIN, *Henri Petit, dentiste nancéien pendant la Grande Guerre*, 2024.
Michel A. GERMAIN, *Cancers et reconstructions médico-chirurgicales à travers les siècles*, 2024.

Michel A. Germain

Les pionniers de la microchirurgie

Préambule du Pr Marie-Paule Vazquez

Préface du Pr Vladimir Mitz

L'Harmattan

5-7, rue de l'Ecole-Polytechnique, 75005 Paris
http://www.editions-harmattan.fr
ISBN : 978-2-336-53392-6
EAN : 9782336533926

PRÉAMBULE

Étymologiquement la chirurgie, du grec *kheirourgía*, formé à partir de « *kheír* », signifiant « main », et de *ergon*, signifiant « travail », est une discipline médicale qui consiste à pratiquer, manuellement et à l'aide d'instruments, des diagnostics ou des actes opératoires sur un corps vivant. Elle comprend différentes actions sur tous les tissus du corps, par incisions, dissections, exérèses, réparations et sutures, etc. Le chirurgien comme tout médecin doit faire preuve d'éthique et d'humanité, et rester dans son champ de compétence, mais il doit aussi faire preuve d'habilité, et de précision, d'attention, et de concentration, de minutie, et d'exigence, de travail en équipe. La coopération multidisciplinaire s'est développée progressivement dans toutes les disciplines chirurgicales, en pratique courante comme dans l'hyperspécialisation, ou dans l'innovation, et la création. La microchirurgie, véritable surspécialité chirurgicale, est venue révolutionner la chirurgie au cours du XXe siècle chez l'adulte, puis chez l'enfant. Toutes ces qualités et compétences nécessaires au chirurgien ont été multipliées et mises en exergue. Elles nécessitent un long apprentissage qui s'ajoute à la longue formation du chirurgien.

L'auteur Michel Germain est chirurgien, microchirurgien et écrivain. Il a une passion pour la créativité. Il nous emmène allègrement dans cette aventure humaine et scientifique qu'ont constituée l'apparition, puis le développement de la microchirurgie. Il décrit l'audace raisonnable et raisonnée des chirurgiens pionniers dont les initiatives ont toujours été basées sur leur compétence, leur ingéniosité et leur raisonnement scientifique, mais manifestement teintées d'une intuition clinique visionnaire. Il nous conduit à travers les pays les plus précurseurs que sont les États-Unis, la Chine, le Japon, l'Australie, mais aussi, et surtout la France. Lui-même a été un de ces pionniers, chirurgien et anatomiste, développant les greffes autologues d'anses jéjunales revascularisées pour les reconstructions pharyngo-œsophagiennes ou les lambeaux composites de fibula pour la reconstruction des membres dans les sarcomes de l'enfant. Il est à la fois le témoin, ne serait-ce que par ses voyages, ses observations et ses lectures, et à la fois le pionnier par son activité de microchirurgie et ses innovations. Il est le narrateur de ce qu'il a connu et découvert.

Pourquoi me demander d'écrire une préface ? En tant que chirurgienne pédiatrique, orientée secondairement vers la reconstruction de l'enfant tant en chirurgie maxillo-faciale qu'en chirurgie plastique corporelle, j'ai connu et observé les miracles de la microchirurgie chez l'enfant, comme par exemple en orthopédie pédiatrique avec Alain Gilbert et Alain Masquelet. Le chirurgien pédiatrique est déjà par nature un « presque » microchirurgien puisqu'il utilise facilement le microscope, du matériel instrumental très fin et des fils de suture 6/0 ou 7/0 pour la chirurgie du nouveau-né, et du nourrisson… Mais, l'enfant n'est pas un adulte en miniature, c'est un être en croissance, qui peut bénéficier de chirurgies itératives moins lourdes, évolutives ou innovatrices dans le temps. Le programme chirurgical chez un enfant doit tenir compte de l'évolution propre de la pathologie, des progrès ou innovations des techniques chirurgicales à venir, mais aussi de son avis et de celui de ses parents. L'enfant a un potentiel de cicatrisation à prendre en compte. Si dans certains cas la microchirurgie n'est pas discutable, son utilisation se fait souvent par élimination des indications des autres techniques plus simples comme les greffes, les lambeaux locaux et la cicatrisation dirigée. En revanche, il faut garder le dogme de ne rien faire qui gênera une microchirurgie ultérieure.

Michel Germain nous conduit à travers ces raisonnements et progrès chez l'enfant, avec des indications plus rares que chez l'adulte, essentiellement sur les pertes de substance très importantes d'origine tumorale, traumatique ou infectieuse… et sur les réimplantations de doigts, de mains ou de membres. La microchirurgie pédiatrique a globalement de très bons résultats chez l'enfant sous réserve d'une bonne indication, d'un chirurgien surspécialisé et de l'absence d'une autre technique disponible, et raisonnable. Le système vasculaire est le plus souvent sain, mais la taille des vaisseaux peut être un obstacle. La croissance à venir restant un élément capital dans la décision.

Dans l'ensemble de cet ouvrage, Michel Germain nous guide, comme dans un voyage, à la rencontre de chaque histoire de pionniers surspécialisés et aussi à la rencontre de chaque type de microchirurgie. Il n'oublie pas les futures innovations et ainsi les futurs pionniers, ni le problème crucial de la formation, de la transmission, et du compagnonnage des futurs microchirurgiens.

Pr Marie-Paule Vazquez
Professeur émérite Université Paris-Cité
Membre titulaire de l'Académie nationale de médecine
Membre titulaire de l'Académie nationale de chirurgie

PRÉFACE

En me penchant avec précision sur le fantastique itinéraire professionnel et humain de Michel Germain, il m'a paru retrouver un alter ego plus brillant et exceptionnel, aussi bien dans sa dimension de créativité chirurgicale que dans ses pulsions littéraires, une passion des innovations et une soif inextinguible des connaissances. Michel Germain nourrit de son savoir les Académies de chirurgie, de médecine et vétérinaire, alerte en interventions ciblées, en remarques avisées et en critiques pointues.

Michel Germain est exceptionnel à plus d'un titre : né pupille de la Nation en Dordogne, il opère encore, imberbe, le jabot d'une poule encombrée et mourante dans la maison de sa grand-mère. D'où sa vocation !

Il effectue ses études de médecine dans les hôpitaux de Strasbourg, au contact du célèbre professeur René Leriche, auquel il consacrera un livre émouvant. Reçu interne des Hôpitaux de Paris, il conjuguera toujours trois activités, là où la plupart des collègues se contentent d'une trajectoire rectiligne. Le Dr Michel Germain commence par s'occuper des animaleries dans les hôpitaux où il travaille, puis il soigne et opère des patients, et ne cesse d'innover par des publications brillantes dans tous les domaines techniques qu'il a pu explorer avec une frénésie créatrice qui force encore l'admiration.

Mais, c'est dans le domaine de la microchirurgie que nous nous rejoignons le plus. Formé à cette discipline où trembler, c'est échouer, il réalise des exploits totalement novateurs pour l'époque : réparer des circuits pharyngo-œsophagiens détruits ou tumoraux par des greffes autologues d'anses jéjunales revascularisées. Il reprend aussi la technique des lambeaux composites de fibula (os péroné) pour réparer les terribles sarcomes des membres chez des enfants, par des transferts microchirurgicaux délicats. Plus récemment, il s'intéresse à la microchirurgie des lymphœdèmes, techniquement si difficiles que même les Asiatiques l'appellent « la super micro-chirurgie ». Au fond, il n'y a pas un domaine chirurgical novateur et expérimental que Michel Germain n'ait pas tenté d'explorer et de laisser sa patte originale, toujours attentif dans la réalisation minutieuse d'opérations risquées pour guérir des patients angoissés et préserver une éthique sans faille.

Je me souviens que, dans les années 1970, nous nous croisions souvent dans le laboratoire d'anatomie de la Faculté de médecine rue des Saint-Pères, lui portant des fioles d'organes à examiner, et moi-même portant des têtes coupées dont j'étudiais l'anatomie du visage pour définir le SMAS ou Système Musculo-Aponévrotique Superficiel de la face, structure méconnue qui a révolutionné la chirurgie des liftings du visage. Déjà, nous nous disions bonjour avec respect.

Plus tard, le hasard a fait que nous nous sommes croisés pendant des années à l'hôpital Boucicaut à Paris, sans nous rencontrer vraiment – sauf parfois en salle de garde. Il était le génie inventif et habile microchirurgien du service ORL dirigé par le Pr Jacques Trotoux, pendant qu'avec le Dr Raymond Vilain, nous exercions nos talents microchirurgicaux en réimplantant les membres sectionnés ou abîmés de jour comme de nuit dans le cadre du service SOS – Mains créé en 1972.

La curiosité intellectuelle du Dr Michel Germain lui a permis des déplacements dans bien des pays du monde, notamment en Chine, où il a pu constater l'ambition révolutionnaire et créatrice des services de chirurgie plastique locaux.

Sa capacité aiguë à caractériser l'évolution des techniques chirurgicales, son goût de la personnalité intime des chirurgiens innovants lui a inspiré des livres remarquables, qu'il s'agisse de l'asepsie ou des tables d'opération, ou de la mentalité des grands chirurgiens comme Leriche ou du contesté Alexis Carrel devenu fasciste sur le tard.

Michel Germain est devenu ainsi un témoin unique de l'évolution de la chirurgie contemporaine. Nul autre que lui, qui a déjà écrit un livre tout à fait remarquable sur la microchirurgie, ne pouvait livrer au public ce regard vers le passé récent qui constitue une des plus grandes révolutions dans la possibilité de réparer l'homme et l'animal blessé.

Sa passion pour la musique lui a fait analyser la pathologie terminale des grands musiciens morts prématurément, en caractérisant les causes de leur disparition. Mozart et Chopin occupent une part immense de son panthéon personnel, car il a contribué à mettre en évidence la main précieuse délicate et fragile des musiciens professionnels.

Je considère que c'est un grand bonheur que de pouvoir préfacer son livre sur la naissance de la microchirurgie en France. Cela me permet, outre le fait de l'admirer dans les séances de l'Académie de chirurgie où il brille par ses interventions toujours précises et instructives, de me remémorer nos années de formation et d'inventions chirurgicales, sans aucune concurrence interpersonnelle, mais avec un merveilleux parallélisme toujours orienté vers la meilleure solution chirurgicale envers des patients en demande de traitements salvateurs.

Pr Vladimir Mitz
Chirurgien des Hôpitaux de Paris

AVANT-PROPOS

Avec perspicacité et rigueur, ce livre se veut une anthologie de l'aventure authentique de la microchirurgie. Il réalise la gageure d'orchestrer pour le quatre-vingtième anniversaire de cette pratique une œuvre collective des experts en la matière.

Il ne s'agit pas d'un livre de techniques chirurgicales, mais d'un document sur l'histoire vécue des pionniers de la microchirurgie qui commence officiellement en 1960 avec Jules Jacobson réalisant la première opération sous microscope opératoire. Il a inventé le mot « *microsurgery* ». Après l'étonnement dubitatif de la communauté chirurgicale, la microchirurgie connaît ses heures de gloire vers 1970.

Étant chirurgien de reconstruction, j'ai dû franchir plusieurs étapes pour pouvoir participer à cette gigantesque aventure. Grâce à l'influence de mes maîtres, j'ai appris qu'un chirurgien doit d'abord être un opérateur rigoureux. Mon véritable maître a été le professeur Marcel Roux, chirurgien à Paris. C'est lui qui m'a donné le goût de la recherche chirurgicale. Il m'a confié la direction du chenil de l'hôpital de Vaugirard à Paris. Nous avons publié ensemble cette activité à l'Académie nationale de Médecine en 1978. Cela a été mon premier papier pour cette belle Compagnie. Je compare souvent la chirurgie à la musique, car il existe une grande similitude dans la démarche. En quelque sorte, c'est le Pr Marcel Roux qui m'a appris le solfège, puis à jouer de l'instrument. Ici, je veux dire du bistouri. J'aurais voulu rester toujours son assistant. Je pense à lui encore aujourd'hui. J'étais à cette époque un soliste.

Et puis, l'époque de ma thèse est venue, puis de celle de mon mémoire de médaille d'or de l'internat des hôpitaux de Paris. Je n'ai pas eu cette dernière. Je n'ai obtenu que la médaille d'argent. J'ai appris ensuite ce qu'était la recherche.

Mon patron m'a permis d'avoir une petite unité de chirurgie, de microchirurgie et un laboratoire, certes minimaliste, mais très dynamique. De soliste, je suis devenu compositeur.

Au début, j'étais seul, donc simple musicien, opérant au gré des demandes, tantôt à l'hôpital Boucicaut à Paris, tantôt à l'Institut Gustave Roussy, puis à l'Hôtel-Dieu de Québec, au Canada.

Mon souci principal a été alors de constituer une équipe. J'ai formé des élèves, deux, puis trois, puis vingt. Chacun d'entre eux était presque incapable de s'épanouir seul. Mais, leur union a constitué une équipe d'une puissance extraordinaire. Comme d'autres, j'ai eu cette idée de l'immense force que donne un groupe dans lequel on travaille. Nous avons formé ensemble un orchestre. J'ai dirigé cette équipe. De compositeur, je suis devenu chef d'orchestre. J'ai travaillé avec une équipe qui avait le même enthousiasme.

Tout cela était si nouveau. Les problèmes étaient gigantesques et nous étions si jeunes. En réalité, j'ai ouvert un domaine de la microchirurgie : la microchirurgie digestive, essentiellement les transplants d'intestin grêle pour reconstruire le pharynx et l'œsophage.

Je ne crois pas aux termes du hasard et de la chance, et je pense que l'innovation dans la chirurgie vient d'une nécessité. Et aussi, la chance est un sourire du talent. C'est ainsi que s'est imposée à moi l'idée d'écrire un livre sur les pionniers de la microchirurgie. En effet, il existe peu d'ouvrages en langue française sur le sujet et peu traitent à la fois de l'exérèse, et de la reconstruction. Les différents pays n'ont pas connu les mêmes débuts et la même évolution.

La microchirurgie clinique a débuté avec deux hommes séparés par l'océan Pacifique : Harry Buncke en Californie et Bernard O'Brien en Australie.

Les principaux auteurs seront répertoriés dans cet opus ainsi que leurs travaux. Soixante-dix transplants ont été décrits dans la littérature médicale. Cependant, cinq ou six transplants doivent être connus par les jeunes chirurgiens : ils répondent à la très grande majorité des indications. Ils concernent la peau, les muscles, les os, les vaisseaux, le tube digestif. La dernière partie de ce livre concernera l'enseignement aujourd'hui dispensé.

Guérir des malades, leur redonner espoir, les aider à se reconstruire d'une vie blessée par la maladie, les traitements, leur permettre une reconstruction réussie et belle, ou encore leur redonner le sourire. Ce livre se veut un message d'espoir véritable et sincère donné aux malades.

Si on se laisse guider par le plan de mon livre, dans chaque chapitre, il faut intervenir par époque. Il faut débuter notamment sur une échelle de temps qui s'échelonne de 1900 à 1930, avec la

Première Guerre mondiale notamment. Or, les guerres ont toujours apporté des progrès médicaux et chirurgicaux importants. Il convient de chercher une chronologie commune entre la microchirurgie, et les interventions de macro-chirurgie, contemporaine.

Ex. : Microchirurgie et tentatives de transplantation du foie. Les pays pionniers avec une carte géographique (USA, Japon, Australie, Chine, France).

Puis, on étudie la période suivante de 1930 à 1950, avec la Deuxième Guerre mondiale, là encore créatrice de progrès médicaux immenses. De 1950 à 1980, les progrès de chirurgie cardiaque sont considérables, plus particulièrement celle des coronaires. De 1980 à nos jours, pour chaque époque, il est indispensable de préciser la situation de la chirurgie plastique, de la chirurgie ostéo-articulaire, des greffes de foie, de cœur, de la chirurgie digestive et dans les autres domaines (nerfs, lymphe).

Pourquoi la microchirurgie ?

Ce n'est pas un hasard, mais une nécessité. On a besoin de suturer des vaisseaux très fins avec un bon taux de réussite. Il a fallu réussir à faire des sutures très fines et donc affiner les sutures. Il a fallu réussir ensuite les réimplantations digitales, puis les transplants tissulaires. C'est en cela qu'a résidé le but initial de la microchirurgie.

Comment réussir la microchirurgie ?

Il a fallu un microscope opératoire, des instruments très fins, du fil de suture fin. Il n'existait rien, mais nous étions jeunes, décidés et dynamiques. Tout était à construire, c'était nouveau. Progressivement, grâce à ces pionniers et à l'industrie, nous avons réussi.

Mes débuts en chirurgie

« J'étais chez ma grand-mère. Un matin, elle me présente une de ses poules, mourante. J'avais neuf ans. Elle me dit, sachant que j'aimais les animaux : « Regarde mon petit, peux-tu faire quelque chose pour cette poule ? » J'ignorais que l'on pouvait soigner les poules. Et les opérer. Je l'examinais et la caressais et j'ai senti une boule dure dans le ventre. N'ayant jamais vu opérer une poule et ne sachant pas comment opérer une poule, j'eus l'idée d'intervenir. Et je demandais à ma petite sœur de l'endormir à l'éther. Je nettoyais son ventre et coupais les plumes du ventre. Et j'ouvrais son ventre. Je sentis une boule dure dans l'estomac. J'ouvris. La boule contenait du grain, des aliments et du pus. Ça sentait très mauvais. J'ôtai tout ce grain et les aliments. Je nettoyais le champ opératoire et je fermais les plaies par un surjet.

Ma mère m'avait montré à pratiquer les sutures et m'avait donné du fil et une aiguille de suture. Je fermais la peau. Ma grand-mère m'avait regardé faire et me dit : « Tu seras chirurgien mon gars ! »

Je finis par mener mes études pour devenir ce chirurgien que ma grand-mère pressentait. J'y suis finalement parvenu.

Mes débuts en écriture

À 9 ans, j'étais en classe de 6e au lycée public à Metz. J'ai débuté à cette date l'écriture d'une feuille mensuelle pour les camarades de la classe. J'y rapportais l'activité sportive possible, l'activité théâtrale, les activités culturelles, le cinéma et l'activité musicale. En effet, je jouais déjà de la guitare. Je suivais des cours de musique en ville. J'apportais aussi des précisions sur les aides possibles : financières et intellectuelles.

Comment j'ai débuté la microchirurgie et pourquoi ?

À l'hôpital Antoine Becker où j'étais jeune chef de clinique, un collègue travaillait sur les rats : il étudiait les effets des hormones sur la digestion. J'avais les rats, un appareil grossissant et quelques instruments, du fil fin. Je voulais réussir les sutures vasculaires fines pour les réimplantations de doigts. Je savais que c'était possible. Mon premier succès chirurgical a été accompli auprès d'un éditeur de livre allemand à qui j'ai réimplanté un doigt avec succès. Il m'a remercié en m'adressant un livre sur Cologne, sa ville.

Genèse du microscope opératoire

Par le Pr Michel Germain & le Dr Xavier Riaud.

Le microscope opératoire

Il représente l'élément fondamental qui apporte un grossissement variable.

Un siècle s'est écoulé depuis les principes de chirurgie vasculaire énoncés par Alexis Carrel en 1906 qui sont toujours valables. Deux guerres mondiales, de nombreux conflits se sont succédé.

Le microscope opératoire a repoussé les limites de la chirurgie vasculaire, donnant naissance à la microchirurgie bénéficiant d'une nouvelle instrumentation chirurgicale adaptée. Les années 1970 ont vu son essor pour arriver à pleine maturité dans les années 1980, ayant dans le même temps vu le développement des transplants libres autologues dont les indications ont été multipliées. Depuis les années 1990, ces techniques se sont portées sur les allogreffes, les clefs des portes du futur dont certaines indications sont à présent entre les mains des comités d'éthiques. Pour les microanastomoses vasculaires, de nombreuses techniques instrumentales ont fait l'objet de multiples travaux, la technique manuelle utilisant le fil demeure irremplaçable, car elle offre le meilleur rapport qualité/coût.

Cependant, parmi des techniques instrumentales non transfixiantes, l'anastomose par éversion et agrafages à la pince VSC reste pour nous une méthode intéressante, mais elle ne doit en aucun cas se substituer totalement à la classique suture transfixiante au fil qui nécessite un entraînement régulier de la part de l'opérateur.

La microchirurgie est la révolution chirurgicale qui a marqué le XXe siècle. Elle a permis les réimplantations de membres et les transplantations d'organes.

Plusieurs questions subsistent :

- Comment passe-t-on d'un microscope monoculaire permettant des examens de lames minces avec un grossissement faible à un microscope permettant des gestes élaborés ?
- Qui a eu l'idée d'utiliser un microscope pour opérer ?

Au XVIIe siècle, les ancêtres de la microchirurgie ont réalisé l'examen des premières plaies à la loupe, éclairées à la bougie. L'opticien Heinrich Westien a inventé les premières lunettes/loupes dotées d'un système d'éclairage ingénieux pour les travaux de dissection de son ami zoologiste Schultze.

Le microscope a été l'une des inventions les plus importantes de la révolution scientifique, ouvrant des mondes complètement nouveaux et miniaturisés. Les premiers microscopes ont été inventés dans le premier quart du XVIIe siècle aux Pays-Bas, mais très vite, des scientifiques de toute l'Europe ont utilisé cet instrument pour faire de nouvelles découvertes, souvent déconcertantes, dans les domaines de la botanique, de l'entomologie et de l'anatomie.

Les premiers microscopes

Un microscope est un instrument optique utilisé pour agrandir les images de très petits objets. Ainsi, il nous permet d'observer ce qui, du fait de ses dimensions minuscules, échappe d'ordinaire à notre regard. Pour ce faire, il utilise deux ou plusieurs lentilles, accompagnées de technologies différentes, pour obtenir des résultats si importants qu'ils ont révolutionné à jamais le monde scientifique depuis son apparition au XVIIe siècle. Les antécédents de l'optique et de la microscopie remontent à l'Antiquité, malgré le fait que les anciens philosophes et naturalistes n'ont jamais eu aucune idée de la variété du monde microscopique. Par exemple, pour de nombreux penseurs et conteurs comme Ésope, le plus petit animal imaginable était la puce. Toutefois, les premières tentatives d'utiliser des lentilles pour voir ce qui est inaccessible aux yeux ont été faites par Euclide et Ptolémée, bien qu'ils se soient davantage concentrés sur l'observation du lointain : les étoiles ou, en tout cas, la correction des défauts de vision comme la myopie.

Bien plus tard, Leonardo Da Vinci insista au XVIe siècle sur les vertus de l'observation d'objets minuscules avec des lentilles spéciales, par exemple pour étudier les plus petits insectes.

Bien qu'il y ait beaucoup de débats sur qui a réalisé la construction du premier microscope, on sait qu'il a eu lieu entre les XVIe et XVIIe siècles. Certaines versions font référence au fabricant de lentilles néerlandais Zacharias Jansen (1583-1638), à qui l'on attribue également l'invention du premier télescope.

Si cela est vrai, le premier microscope est apparu en 1590. Il est devenu si populaire dans les décennies suivantes parmi les penseurs et les philosophes que les premières et révolutionnaires expériences d'observation de l'autrefois invisible n'ont pas tardé à apparaître.

En 1665, le médecin anglais William Harvey (1578-1657) publie ses études sur la circulation sanguine à partir de l'observation des capillaires sanguins au microscope.

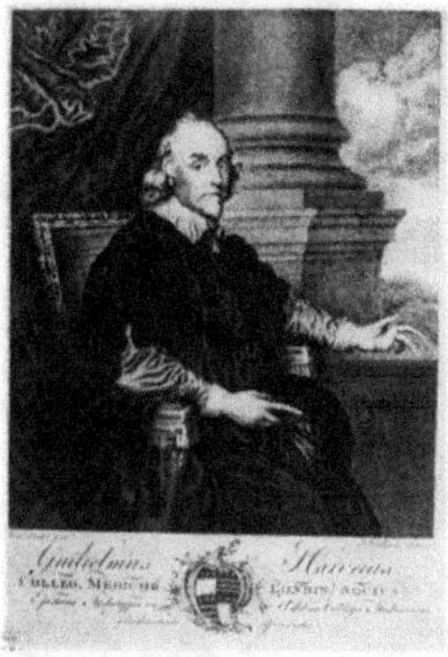

William Harvey © BIU Santé, CIPB2093.

Robert Hooke publie *Micrographia*, un livre dans lequel sont reproduites pour la première fois des images prises au microscope, comme des observations du liège et de ce qu'on appelait alors la cellule.

Des années plus tard, l'anatomiste italien Marcello Malpighi (1628-1694) a observé pour la première fois des cellules vivantes en examinant des tissus vivants au microscope.

Le Néerlandais Anton Van Leeuwenhoek (1632-1723) a perfectionné la construction des microscopes disponibles et a pu observer pour la première fois les bactéries, les protozoaires, les spermatozoïdes et les globules rouges, lançant la microbiologie et révolutionnant ainsi la biologie, et la médecine. Cependant, ses découvertes n'ont pas été publiées de son vivant et ce n'est qu'en 1723 que ses secrets et son matériel microscopique ont été révélés. Grâce à l'invention du microscope, le XVIIIe siècle a été riche en découvertes et en améliorations du système optique qui a permis de voir le monde de l'infiniment petit. De nombreux progrès ont été réalisés dans sa stabilité et sa facilité d'utilisation.

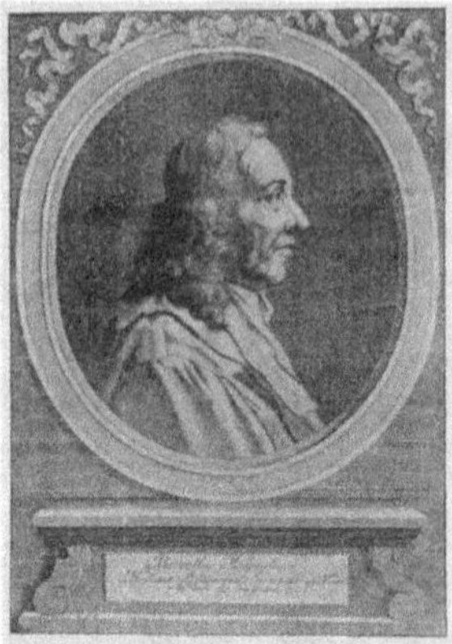

Marcello Malpighi © BIU Santé, CIPA0613.

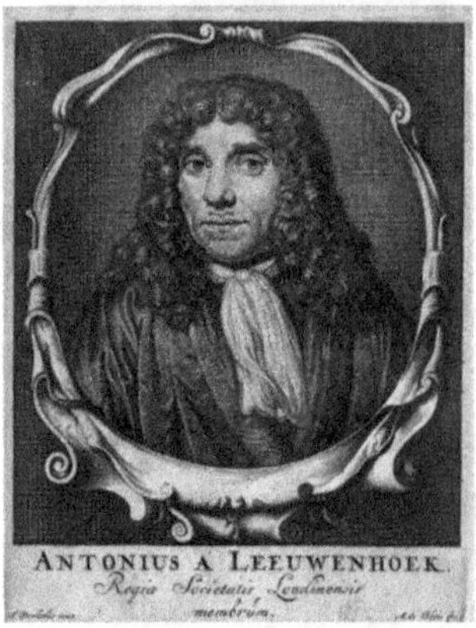

Anton Van Leeuwenhoek © BIU Santé, CICL04164.

Les premiers microscopes opératoires

Les premiers microscopes optiques sont apparus au début du XVIIe siècle, peu après l'invention du télescope, que l'on attribue généralement au lunetier flamand Hans Lippershey (c. 1570-1619). Un an ou deux plus tard, Galilée (1564-1642) fabrique un télescope de qualité supérieure avec lequel il observe le ciel dans les moindres détails, publiant ses découvertes dans *Sidereus Nuncius (Le messager des étoiles*) en 1610. Le microscope vit lui aussi le jour aux Pays-Bas, son invention étant généralement attribuée à Cornelius Drebbel (1572-1635) ou à Hans Janssen. Comme le télescope, le microscope utilise deux lentilles placées dans un tube creux. Le modèle de Drebbel suit la conception du télescope non pas de Galilée, qui avait une lentille concave et une lentille convexe, mais de Johannes Kepler (1571-1630) qui utilisait deux lentilles convexes dans ses instruments. Bien que dans ce dernier cas, l'image soit inversée, elle est aussi beaucoup plus claire.

Il y a eu très vite des fabricants de microscopes spécialisés, dont John Marshall qui jouissait d'une grande renommée. Un microscope composé conçu par Marshall doté de trois lentilles (oculaire, lentille de champ et lentille d'objectif) et de la possibilité d'ajouter de la lumière à l'aide d'une bougie placée sous la base est aujourd'hui exposé au Science Museum de Londres. Anton Van Leeuwenhoek était un fabricant privé notable. Il a fabriqué plus de 500 microscopes dont certains avaient un grossissement impressionnant de 270 en utilisant une minuscule bille de verre au lieu d'une lentille de verre plus grande. D'autres adaptations ont été réalisées pour améliorer l'instrument comme l'ajout d'un petit miroir à la base dont l'angle pouvait être ajusté pour diriger plus de lumière vers le spécimen observé. Le fabricant d'instruments Edward Culpeper (1670-1737) a rendu ce miroir concave, augmentant ainsi la lumière disponible dans ses microscopes. Il ne suffisait pas d'avoir un excellent instrument, car la préparation des spécimens à observer était une compétence en soi et pouvait faire la différence entre une nouvelle découverte scientifique, ou rien du tout.

Les scientifiques n'ont pas tardé à faire bon usage de ce nouvel appareil et ont commencé à étudier ce qui était auparavant indistinct, ou invisible à l'œil nu. Les anatomistes, les entomologistes et les botanistes ont été particulièrement enthousiastes à l'idée d'utiliser cette nouvelle invention pour mieux comprendre le monde naturel. En 1625, par exemple, Francesco Stelluti a examiné en détail le corps des abeilles et a publié ses recherches sous le titre *Apiarium*, la première étude basée sur la science microscopique. De nombreux autres découvertes et articles académiques ont suivi rapidement et, dans la seconde moitié du XVIIe siècle, des ouvrages magnifiquement illustrés ont été publiés pour révéler aux lecteurs intéressés ce que l'on pouvait voir exactement à travers les microscopes les plus récents. Il devenait clair qu'un minuscule insecte pouvait être aussi complexe dans sa structure qu'un grand mammifère. L'observation au microscope a soulevé également des questions troublantes : si une puce parasite a elle-même des puces, ces puces n'ont-elles pas elles aussi des puces, et ainsi de suite *ad infinitum* ? Le microscope a révélé de nouveaux mondes, mais où s'arrêtent-ils ? L'invention semblait poser plus de questions que la technologie de l'époque ne permettait d'élucider.

Les découvertes des premiers microscopistes.

Plusieurs personnages clés ont marqué les débuts de l'histoire du microscope. Marcello Malpighi (1628-1694) était un médecin réputé. Il devient professeur de médecine à l'université de Pise, puis à l'université de Bologne, avant d'occuper le poste de médecin du pape Innocent XII (en fonction de 1691 à 1700). Malpighi a été le premier à utiliser le microscope pour des études anatomiques détaillées et il a publié en 1661 son ouvrage *Observations anatomiques sur les poumons* où il a révélé leur véritable structure. En outre, Malpighi a découvert que les capillaires reliaient les veines et les artères, confirmant ainsi la découverte de William Harvey sur la circulation du sang dans le corps humain. Malpighi a réalisé plusieurs autres études approfondies, notamment sur le cerveau humain, la langue, les reins et la peau, ainsi que sur le ver à soie et l'embryon de poulet (fondant ainsi essentiellement la science de l'embryologie). Les recherches de Malpighi sur l'anatomie humaine sont intégrées dans l'influent ouvrage *Anatomia Humani Corporis (Anatomie du corps humain)* de Govard Bidloo (1649-1713) publié en 1685.

Christiaan Huygens (1629-1695) est connu pour ses travaux dans de nombreux autres domaines scientifiques, mais il s'est intéressé également aux microscopes, fabriquant des instruments de haute qualité avec son frère Constantin. Néerlandais de naissance, Huygens a bénéficié de la fabrication locale de lentilles de haute qualité. Anton Van Leeuwenhoek (1632-1723), de mêmes origines, a apporté certaines des contributions les plus importantes au domaine de la microscopie. *« Ses contributions comprennent la découverte des globules rouges, de la circulation du sang dans les capillaires, de l'existence des protozoaires et de la nature des spermatozoïdes mâles »* (Burns, 166). Il a mis également au point une échelle de mesure permettant de comparer les vues de différents spécimens. Les plus inhabituelles que Van Leeuwenhoek a observées dans ses microscopes, qui utilisaient des billes de verre uniques d'un grossissement incroyable, ont souvent été consignées dans des dessins réalisés par des dessinateurs locaux. Les travaux du Néerlandais sont devenus si célèbres qu'il a agencé sa maison de Delft en musée ouvert que le public pouvait visiter pour y voir notamment des diapositives préparées dans les nombreux microscopes qu'il avait installés.

Robert Hooke (1635-1703) a publié en 1665 sa *Micrographia*, un ouvrage fondamental dans ce domaine, qui est devenu populaire en grande partie grâce à ses illustrations magnifiquement détaillées. Hooke a pu obtenir des images claires grâce à son *scotoscope*, c'est-à-dire *« un globe rempli de saumure, condensant la lumière entre la source lumineuse de sa lampe et son spécimen »* qui *« focalisait étroitement les faisceaux intensifiés de la lampe au moyen d'une lentille convexe »* (Jardine, 44). *Micrographia* contient la première utilisation du mot *« cellule »* en référence à la biologie. Dans ce cas, il a été utilisé pour décrire la structure du liège vue au microscope. Un nouveau monde se révélait qui n'était pas du tout le même que celui que l'on voyait à l'œil nu. Hooke, par exemple, a démontré que ce qui semblait être à l'œil la pointe unique et acérée d'une aiguille était en fait, lorsqu'on l'observait au microscope, un bout de métal déchiqueté. Hooke, membre de la Royal Society, a été également à l'origine de plusieurs développements techniques du microscope.

Jan Swammerdam (1637-1680) était un entomologiste qui a combiné sa longue expérience de la dissection avec les nouvelles possibilités offertes par le microscope. Swammerdam a concentré tout particulièrement ses lentilles sur la reproduction des insectes et a publié son *Histoire générale des insectes* en 1669. Swammerdam a découvert par exemple que les chenilles contenaient ce qui deviendrait les ailes du papillon après la métamorphose.

Nehemiah Grew (1641-1712) est le fondateur de l'anatomie végétale basée sur la microscopie. Il publie deux ouvrages notables : *The Anatomy of Vegetables Begun* (1672) et *The Anatomy of Plants* (1682). Nommé conservateur des plantes de la Royal Society en 1672, Grew est le premier à entreprendre une étude approfondie des organes sexuels des plantes.

L'ophtalmologiste Allvar Gullstrand a tenté de s'approprier la technique du microscope, sans succès.

L'invention du microscope opératoire est partagée entre Nylen, Holmgren et Maurice Sourdille.

Dans les années 1950, Harry Buncke, aidé de son épouse Constance, a transplanté des oreilles de lapin dans son garage. Et Sun Lee, père de la transplantation expérimentale, a travaillé sur un modèle animal petit (le rat). Ses travaux en microchirurgie ont permis de révolutionner la recherche pour les greffes d'organe en immunologie.

Le mot *« microchirurgie »* est attribué à Jules Jacobson, premier chirurgien à avoir réalisé des anastomoses vasculaires sur des vaisseaux de 1 à 2 mm en 1960 aux USA. Cette notion était apparue dans un livre de science-fiction américaine plus de 20 ans avant, écrit par Gallun. Apparemment futuriste, la télémicrochirurgie assistée par robot est devenue usuelle.

Le futur pourrait être pour certains la nanochirurgie qui transformera notre façon de penser la chirurgie, ce qui est peu probable. Ainsi, hier, la microchirurgie était de la science-fiction. Aujourd'hui, c'est une réalité.

L'accueil du microscope.

Si de nombreux scientifiques ont salué l'arrivée du microscope, d'autres intellectuels l'ont fait également. Ainsi, les philosophes mécanistes du XVIIe siècle dont René Descartes (1596-1650) est le plus célèbre pensaient qu'en étudiant la matière et le mouvement, on pouvait mieux comprendre le monde qui nous entourait. Le microscope semblait tout désigné pour faciliter la compréhension de la mécanique infime de la nature. Cependant, l'accueil réservé au microscope n'a pas toujours été aussi positif.

L'Église chrétienne n'était pas nécessairement opposée aux découvertes du microscope. Le tout premier article de Stelluti sur la microscopie est d'ailleurs dédié au pape Urbain VIII (en fonction de 1623 à 1644). D'une part, le nouvel instrument révélait les détails incroyables et l'ingéniosité de la vie sur Terre. À cet égard, on ne pouvait, si l'on y croyait, qu'accroître son admiration pour l'œuvre de Dieu. Certains théologiens ont suggéré qu'une étude approfondie de la nature pouvait être aussi révélatrice que la lecture de la Bible. En outre, une explication mécanique de la nature ne signifiait pas que des actes divins comme des miracles ne pouvaient pas se produire (les miracles étaient une croyance largement répandue chez les catholiques, mais pas chez les protestants). Enfin, l'accent mis sur la mécanique du monde réel réduisait l'attrait de la magie et de la superstition, ennemis traditionnels de l'Église. La philosophie mécaniste posait également des problèmes.

Certains partisans de la philosophie naturelle s'inquiétaient de l'impact du microscope (comme ils l'avaient fait pour le télescope et la révolution scientifique). Le débat portait sur la question de savoir si l'on pouvait faire confiance à ces nouveaux instruments, et si ce qu'ils révélaient n'était pas une simple supercherie. Certains affirmaient que les preuves fournies par ces instruments, même s'ils faisaient appel à l'œil humain, n'étaient pas les mêmes que celles obtenues par l'utilisation directe des sens. D'autres ont soutenu que le microscope montrait à l'humanité ce qui ne devait pas être vu, puisque Dieu nous avait donné des yeux parfaitement bons pour observer le monde et que fouiller plus profondément n'était pas la place de l'humanité. Pour eux, cela pouvait être considéré comme une impiété.

L'évolution des microscopes

La microscopie a connu un déclin au XVIIIe siècle. Le microscope, par exemple, n'était pas un instrument largement utilisé en médecine. L'historien J. Henry en explique les raisons.

« Si le microscope n'est pas devenu aussi essentiel aux études anatomiques que le télescope aux études astronomiques, c'est au moins en partie parce qu'il n'a pas su s'imposer auprès des médecins. La capacité du télescope à accroître la précision de l'astronomie de position garantissait son utilité, mais la connaissance de la structure invisible des organes n'améliorait en rien l'efficacité d'un système médical basé essentiellement sur l'étude, et le traitement des symptômes de la maladie... » Des médecins de premier plan comme Thomas Sydenham (1624-89) et John Locke (1632-1704) ont explicitement rejeté son utilisation.

En bref, le télescope était utilisé pour prouver que les théories existantes étaient fausses, alors que le microscope ne faisait que révéler un nouvel ensemble de théories qu'il fallait désormais créer. En ce sens, selon certains historiens, le microscope n'était pas un élément essentiel de la révolution scientifique, qui était une révolution contre les idées dominantes, souvent celles qui s'étaient imposées depuis l'Antiquité. Mais, ce n'est pas tout à fait vrai.

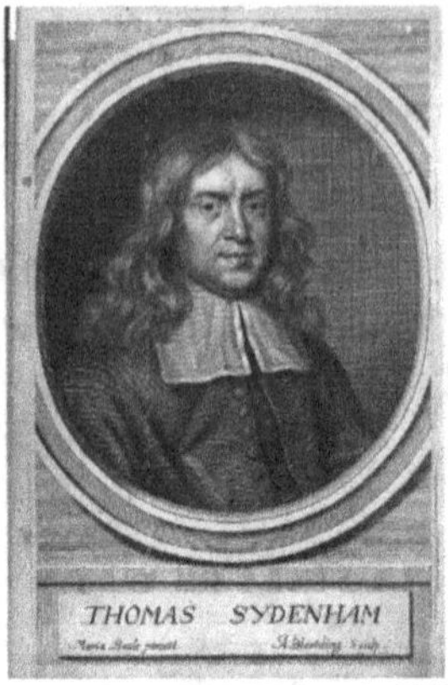

Thomas Sydenham © BIU Santé, CICL03195.

Les microscopistes ont pu remettre en cause un certain nombre de croyances dominantes, même si elles n'étaient pas de nature à faire s'écrouler tout l'édifice de la pensée occidentale si elles étaient révisées. Par exemple, on avait longtemps pensé que les très petits insectes étaient créés spontanément à partir d'une sorte de matière invisible. Le microscope a révélé que les minuscules insectes suivaient en fait un cycle de reproduction comme les créatures plus grandes. Le microscope, peut-être à juste titre compte tenu de son objectif, a permis de réaliser de petites avancées dans notre connaissance du monde. En réalité, son problème était lié à des déficiences techniques au niveau des lentilles, des éclairages et de la préparation des lames. Lorsque ces problèmes seront enfin résolus, l'instrument a pris tout son sens.

Il y a un domaine crucial auquel le microscope a contribué tout autant que le télescope au cours de la révolution scientifique, c'est la notion d'échelle. Pendant des millénaires, l'échelle de notre monde a été considérée comme étant en quelque sorte liée à celle du corps humain, d'où les premiers systèmes de mesure utilisant les doigts, les mains et les pieds. Les télescopes à une extrémité de l'échelle et les microscopes à l'autre ont révélé qu'un tout nouveau système de mesure était nécessaire pour que l'esprit humain puisse saisir, comparer et opposer les merveilles de l'univers visible, depuis une énorme planète lointaine jusqu'aux minuscules poils d'une puce.

Le microscope n'a peut-être pas dominé les débuts de la science comme il aurait pu le faire, mais l'instrument est devenu populaire dans les maisons des riches. Il est devenu une sorte de jouet sophistiqué avec lequel on pouvait impressionner les visiteurs, au même titre que les tableaux de famille et le cabinet de curiosités. Bien que moins cher qu'un télescope, un microscope restait un objet de loisir onéreux. Au début du XVIIIe siècle, un microscope typique coûtait environ 5 livres sterling (à l'époque, l'équivalent de trois mois de salaire d'un ouvrier). Samuel Pepys (1633-1703), le célèbre diariste, a été inspiré par le *Micrographia* de Hooke qu'il a décrit comme *« le livre le plus ingénieux »* (Jardine, 42) et a décidé de dépenser 5 £ et 10 shillings pour acheter un microscope pour son étude. Malheureusement, comme presque tout le monde, Pepys a eu beaucoup de mal à voir clairement quoi que ce soit à travers son microscope.

Des microscopes plus performants et beaucoup plus puissants ont fini par relancer l'utilisation scientifique de l'instrument. Isaac Newton a prédit que : *« des instruments grossissant trois ou quatre mille fois pourraient faire apparaître des atomes »* (Gleick, 94). D'autres penseurs du XVIIe siècle espéraient que les microscopes pourraient un jour montrer les particules de l'air et le mouvement réel de la lumière. Le microscope est revenu au premier plan de la science au XIXe siècle grâce aux travaux de personnalités comme Louis Pasteur (1822-1895) dont l'étude pionnière sur les microbes a permis des progrès décisifs dans la lutte contre les maladies et les vaccinations.

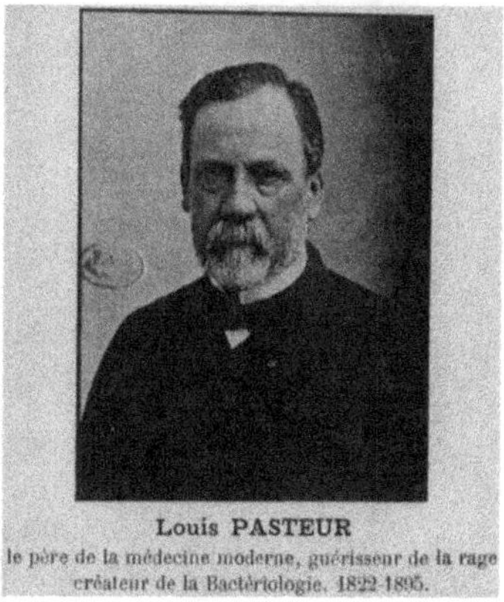
Louis PASTEUR
le père de la médecine moderne, guérisseur de la rage
créateur de la Bactériologie. 1822-1895.

Lorsque des microscopes plus puissants ont été inventés, comme le microscope électronique dans les années 1930, l'instrument avait déjà pris la place qui lui revenait en tant qu'instrument essentiel de la recherche scientifique moderne.

Louis Pasteur
© BIU Santé, CIPA0220.

La révolution scientifique en bref

Le microscope fait-il partie de la révolution scientifique ? Le microscope, inventé dans le premier quart du XVIIe siècle, fait bien partie de la révolution scientifique, car il a ouvert de nouveaux mondes miniaturisés et de nouvelles voies d'investigation scientifique pour remettre en question ou confirmer les théories existantes.

Qui a inventé le microscope lors de la révolution scientifique ? On attribue généralement à Cornelius Drebbel ou à Hans Janssen l'invention du microscope au cours de la révolution scientifique, mais les débuts de l'instrument demeurent obscurs.

Quel fut l'impact du microscope sur la révolution scientifique ?

Le microscope a eu un véritable impact sur la révolution scientifique parce qu'il a rendu visible ce qui, auparavant, ne pouvait être que deviné. Il a permis de vérifier des théories anciennes telles que la métamorphose des chenilles en papillons, le contenu des embryons et le mode de reproduction des insectes.

Améliorations cruciales

Des améliorations dans sa puissance de grossissement sont venues au XIXe siècle grâce aux efforts de H. M. Hall et John Dollond. D'autre part, les études d'Isaac Newton (1643-1727) et de Leonhard Euler (1707-1783) ont ouvert les portes à la découverte de la réfraction et de la réflexion.

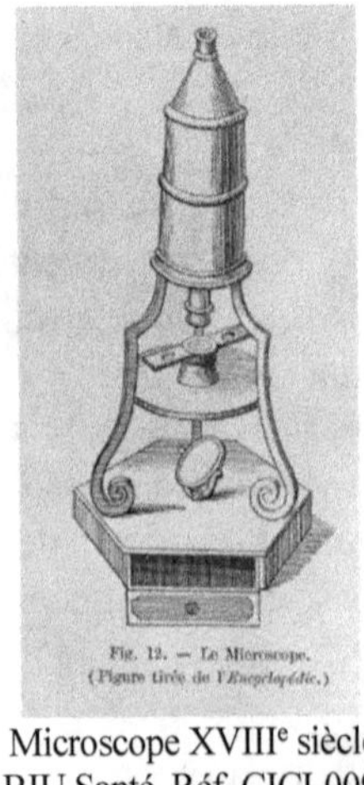

Microscope XVIIIe siècle
© BIU Santé, Réf. CICL00993.

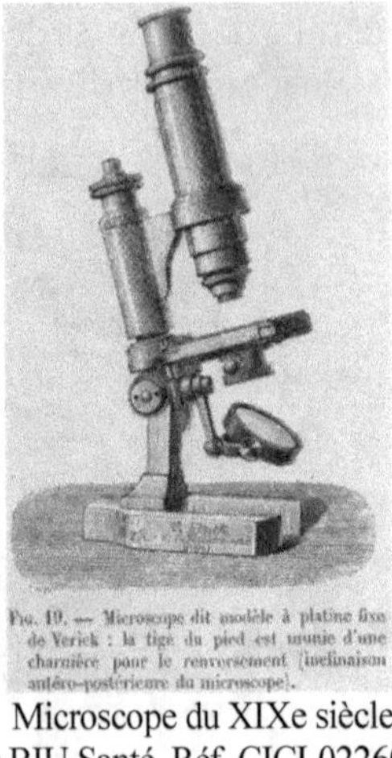

Microscope du XIXe siècle
© BIU Santé, Réf. CICL02260.

Ainsi, en 1877, lorsque l'Allemand Ernst Abbe (1840-1905) publie sa théorie du microscope, la technique de la microscopie fait un énorme bond en avant. En changeant simplement l'eau pour de l'huile de cèdre, par exemple, une augmentation beaucoup plus élevée a été obtenue.

Dans le premier tiers du XXe siècle, on estimait que le grossissement maximum possible des microscopes optiques avait été atteint : 500 X ou 1000 X. Cependant, cela était encore insuffisant pour examiner les structures intracellulaires telles que le noyau ou les mitochondries dont la compréhension était vitale pour la médecine, et la biologie.

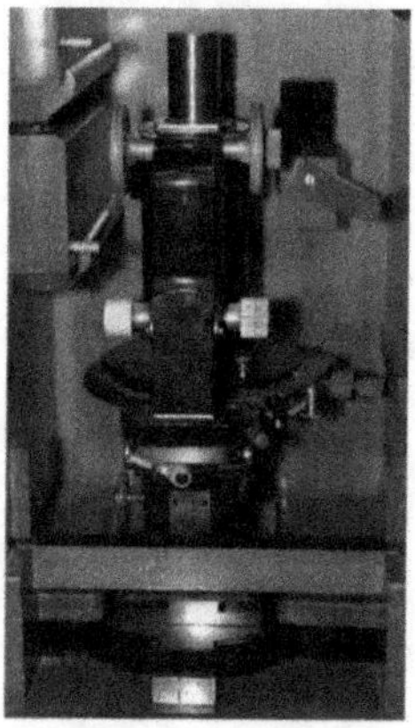

Microscope du Dr Eugène Doyen (1859-1916) © BIU Santé, Réf. 20064.

C'est ainsi que les études de la physique des particules sont arrivées entre 1925 et 1932, permettant l'invention du premier microscope électronique, qui au lieu de projeter de la lumière, utilise un flux d'électrons pour atteindre des grossissements allant jusqu'à 100 000 X. Une nouvelle ère pour l'observation scientifique commençait à peine dont les impacts sur la connaissance humaine ont été aussi révolutionnaires que les observations de Van Leeuwenhoek.

Les microscopes Nachet. Nachet et fils (1853-1967)

Nachet Camille Sébastien a d'abord été militaire. Il entre chez Vincent Chevalier comme apprenti en 1833. En 1839, C. S. Nachet ouvre son propre atelier à Paris en commençant par fournir des lentilles achromatiques à des fabricants de microscopes en France et à l'étranger, notamment Lerebours, Brunner, J. G. A. Chevallier, Abraham et d'autres. Lors de la grande exposition de Londres en 1851, Nachet reçoit une médaille d'or pour son travail. En moins de vingt ans, Nachet devient à son tour l'un des grands fabricants européens de microscopes.

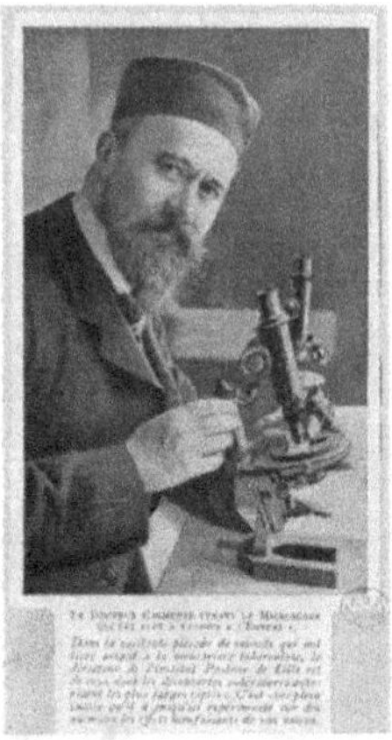

Dr Albert Calmette (1863-1933) observant « l'ennemi » au microscope, © BIU Santé, Réf. CIPA0672.

De nombreux modèles spéciaux : microscopes à deux ou trois oculaires pour observations simultanées, microscope renversé pour études de chimie, microscopes binoculaires, ainsi que des loupes simples de dissection et de nombreux accessoires.

Dans ce même catalogue de 1856, figure un extraordinaire microscope de poche, véritable chef-d'œuvre de miniaturisation. Destiné particulièrement à trouver sa place dans une trousse médicale, il mesure, fermé, 9x5x4 centimètres. Malgré sa petite taille, il comporte, lorsqu'il est ouvert, un mouvement rapide par coulissement, un mouvement lent par vis micrométrique, un miroir d'éclairage, trois objectifs (n° 1, 3 et 6) et un oculaire.

Rappel

Le système optique des microscopes comporte :

- un objectif frontal, composé de lentilles interchangeables. Il détermine la distance focale qui peut ainsi varier de 100 à 400 mm.

- deux tubes binoculaires mobiles dont l'écartement s'adapte à la distance interpupillaire de l'opérateur.

- un sélecteur de grossissement galiléen intercalé entre l'objectif et le système binoculaire, qui permet de choisir le meilleur grossissement. Il varie habituellement de 6 à 40x, le grossissement 25x étant généralement utilisé. L'éclairage du foyer est obtenu par une lumière coaxiale, évitant les effets d'ombre. Il est assez puissant grâce à une source de lumière froide dont la lumière émise est canalisée par un faisceau de fibres optiques. Le microscope est monté sur des bras de supports pivotants assez longs pour que le statif (à colonne, sur pied ou sur plafonnier) soit suffisamment éloigné, mais stable pour réduire au maximum les vibrations. Les réglages se font soit manuellement grâce à des molettes, soit électriquement par l'intermédiaire d'un pédalier qui permet le réglage en hauteur, le choix du grossissement à l'aide d'un zoom et la mise au point fine.

Actuellement, le fabricant Carl Zeiss, réputé en particulier en raison de la qualité de ses lentilles, a réalisé d'énormes innovations dans la structure des microscopes. Un des derniers modèles de microscope qu'il a fabriqué est l'OPMI Pentero : il comporte un déplacement motorisé dans les axes, les espaces. Liberté accrue au-dessus de la tête, mouvements imprimés par une seule manette en forme de pistolet, dispositif vidéo, caméras et câbles complètement incorporés, adaptation de la housse stérile par un aspirateur à vide, équilibrage automatique au moyen d'un unique bouton, vision binoculaire incomparable pourvue d'un éclairage remarquable, autant de prouesses qui **att**este d'une microscopie hautement intégrée, l'instrument le plus important employé en microchirurgie.

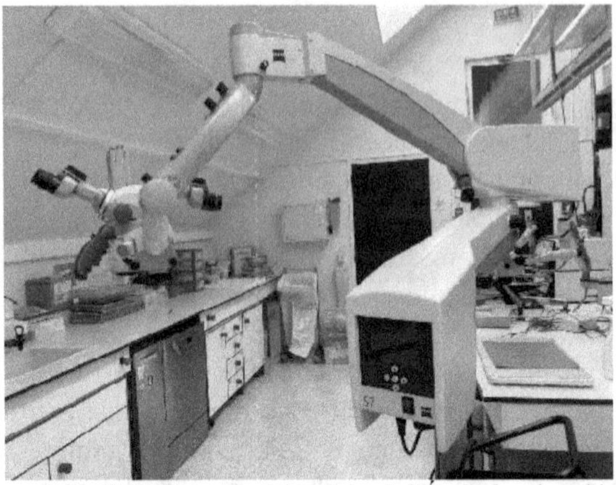

Microscope Zeiss Vario dans notre laboratoire de l'École de microchirurgie des Hôpitaux de Paris © Nathalie Poitevin.

Ce microscope a en option des auxiliaires d'angiographie au vert d'indocyanine. La fluorescence 5 ALA et l'enregistrement vidéo numérique fournissent des moyens novateurs utiles. Différents accessoires s'avèrent nécessaires, non seulement pour l'enseignement ou pour la recherche et en pratique courante : des oculaires additionnels simples pour démonstration ou sous forme de diploscope binoculaire, et les adaptateurs pour photographie, cinéma ou télévision. Une des conditions essentielles pour l'obtention de bons clichés est un réglage parfait du microscope à la vue de l'opérateur. La stérilisation du microscope était réalisée autrefois par du trioxyméthyléne irritant les yeux et détériorant la colle des lentilles. Actuellement, nous utilisons une housse transparente stérile à usage unique. Les loupes et lunettes binoculaires permettent d'atteindre le grossissement 8x, donc de faire de la véritable microchirurgie. Actuellement, le microscope non stérile, mais propre, est habillé au début de l'opération microchirurgicale. Le microscope, en dehors de son prix, n'a que des avantages sur ces grossissements, car il permet au besoin d'obtenir de plus forts grossissements (x25 et x40) nécessaires à certains temps opératoires. Il ne fatigue pas la vue de l'opérateur et permet de travailler à une distance plus convenable surtout aux forts grossissements. Un dispositif d'irrigation du champ opératoire est indispensable, car la chaleur du bloc opératoire entraîne une dessiccation rapide des tissus. La solution se fait à l'aide d'une seringue munie d'une aiguille mousse. Il est recommandé de placer sous les microanastomoses des feuilles de matière plastique de couleur vive (jaune ou bleu) pour isoler les anastomoses des tissus sous-jacents et améliorer les contrastes.

Nouveau système de pointe ZEISS.

Les microscopes opératoires sont devenus essentiels au succès des interventions modernes de neurochirurgie et d'autres spécialités chirurgicales, car ils sont indispensables à une norme de soins modernes.

Les microscopes opératoires sont devenus des plateformes actives favorisant le développement d'interfaces de contrôle par l'utilisateur et de systèmes robotiques améliorés. Les développements récents proposent beaucoup plus de fonctions que les microscopes opératoires précédents.

Une étude a été récemment menée pendant un an en vue d'entreprendre une évaluation complète du nouveau système de pointe KINEVO® 900 de ZEISS, le tout premier *Robotic Visualization System®*, et de comparer ses performances à celles du précédent modèle de microscope opératoire ZEISS. Cette étude a été réalisée dans un laboratoire de recherches en neurochirurgie. L'évaluation portait sur les fonctionnalités robotiques, exoscopiques, endoscopiques et de fluorescence. L'étude a révélé que KINEVO 900 propose un certain nombre d'améliorations par rapport au microscope opératoire précédent.

Il a été constaté que plusieurs nouvelles fonctions robotisées intégrées à KINEVO 900 améliorent l'ergonomie et présentent un potentiel d'augmentation de la qualité d'image lors des procédures de neurochirurgie, dont l'éclairage, et la visualisation. Par exemple, les fonctions « Position Memory » et « Point Lock » de KINEVO 900 s'avèrent utiles dans des procédures nécessitant des fenêtres osseuses étroites.

Par ailleurs, il n'est plus nécessaire d'ajuster en permanence les paramètres de la visualisation microscopique au cours de la chirurgie. Partant du principe que jusqu'à 40 % de la durée totale de l'intervention chirurgicale est consacrée au réglage du microscope, cette technologie pourrait donc permettre de réduire la durée de l'intervention.

Visualisation exoscopique intégrée

La visualisation hybride numérique 4K en 3D de ZEISS KINEVO 900 représente une amélioration significative par rapport à la technologie disponible jusqu'alors.

Grâce au mode de visualisation exoscopique et à la distance de travail longue, tous les membres de l'équipe présents au bloc opératoire peuvent apprécier les structures détaillées qui se trouvent dans la profondeur du couloir chirurgical.

De plus, la vue exoscopique en 3D sur écran large augmente la valeur pédagogique de l'appareil.

L'étude a révélé qu'il est possible de réaliser une suture microvasculaire ainsi que d'autres manipulations microchirurgicales lorsque KINEVO 900 est utilisé comme un exoscope avec la vue en 3D.

Visualisation de la fluorescence et avantages

Parmi les autres améliorations notables constatées sur KINEVO 900 par rapport au précédent système ZEISS, il convient de citer l'amélioration de la visualisation peropératoire par fluorescence. KINEVO 900 offre une meilleure distinction entre le signal fluorescent et la zone environnante grâce à une perception nettement améliorée des couleurs du cerveau et du sang. Par rapport au système précédent, les tissus non fluorescents apparaissent beaucoup plus clairs et dans des couleurs plus naturelles grâce à l'affichage numérique de KINEVO 900 et légèrement plus clairs à travers les oculaires.

KINEVO 900 propose une nouvelle fonction de superposition IGG en réalité augmentée, une meilleure résolution d'image et un flux de tâche amélioré en post-traitement pour la quantification du flux par rapport aux systèmes ZEISS précédents. FLOW® 800 de ZEISS s'est révélé utile d'un point de vue clinique pour la détection des régions cérébrales ischémiques, pour la différenciation des vaisseaux d'alimentation (feeders) et de drainage dans les malformations artérioveineuses, et pour l'évaluation quantitative de la perméabilité de la microanastomose. Cette étude montre que l'angiographie ICG était assez sensible pour permettre l'évaluation du débit sanguin et, ce, même dans les petits vaisseaux d'un diamètre inférieur à 1 mm avec des résultats quantitatifs similaires.

Instrument de microinspection endoscopique intégré

L'assistance par endoscope dans les chirurgies intracrâniennes réalisées au microscope offre une visualisation supplémentaire des structures profondes. Toutefois, l'assistance par endoscope est limitée par une diminution ou du moins des difficultés considérables de manœuvrabilité par rapport à l'utilisation du microscope opératoire. KINEVO 900 est une plateforme de visualisation robotisée qui consolide l'intégration de la visualisation microscopique et exoscopique à un endoscope coudé de microinspection. Cet instrument de microinspection entièrement intégré, QEVO® de ZEISS, permet d'inspecter les zones autour de la cavité de résection. La combinaison de deux vues dans un format d'« image dans l'image » offre une solution plus sûre et efficace pour effectuer des procédures assistées par endoscope. L'instrument de microinspection QEVO a permis d'identifier des angles morts pour la résection de certaines parties de la malformation caverneuse qui étaient masquées. L'imagerie postopératoire a confirmé une résection totale et le patient a retrouvé toute sa force un mois après la chirurgie.

Dans l'ensemble, les améliorations apportées à KINEVO 900, notamment l'instrument de microinspection endoscopique entièrement intégré, sont significatives. Ces améliorations influenceront l'ergonomie, la précision, l'efficacité, la qualité de visualisation et la valeur pédagogique des procédures chirurgicales, à condition que les chirurgiens reçoivent une formation appropriée quant à son utilisation optimale.

Le microscope robotisé ZEISS.

. Méthodes

Dans un laboratoire de recherche en neurochirurgie, Zeiss a effectué des dissections anatomiques et évalué les fonctionnalités robotiques, exoscopiques, endoscopiques et de fluorescence. La convivialité et la fonctionnalité ont été testées au bloc opératoire pendant 1 an.

. Résultats

Le microscope robotisé a montré une sensibilité plus élevée pour la fluorescéine sodique, des détails plus élevés dans un arrière-plan non fluorescent et des images enregistrées/présentées avec une qualité de couleur similaire à l'observation à travers les oculaires.

La visualisation PpIX était comparable au microscope précédent. La relecture en 3 étapes de l'imagerie verte d'indocyanine proche infrarouge a permis une évaluation plus précise et plus pratique du flux sanguin. Les fonctions de verrouillage de point et de point pivot ont été utilisées dans les dissections pour créer des démonstrations d'anatomie microchirurgicale en réalité virtuelle 3D. Le contrôle du point pivot était particulièrement utile dans les couloirs chirurgicaux profonds avec rétraction dynamique. La fonction exoscopique 3D a été utilisée avec succès dans les cas de tumeurs cérébrales et de colonne vertébrale. L'assistance endoscopique a été utilisée pour des vues en angle dans des approches mini-invasives. Nous présentons des cas illustratifs soulignant l'utilité et les nouvelles façons de contrôler le microscope opératoire.

. Conclusions

Les améliorations de la plateforme de visualisation robotisée comprennent la visualisation peropératoire par fluorescence à l'aide de FNa, un outil de microinspection intégré, une clarté d'imagerie oculaire améliorée et un mode exoscopique. Les nouveaux mouvements robotiques assistent positivement le chirurgien et offrent une meilleure ergonomie et un plus grand niveau de confort peropératoire, avec le potentiel d'augmenter la qualité de visualisation. Les nouveaux modes opérationnels permettent également un impact significatif sur l'enseignement de l'anatomie. Avec le nombre et la complexité croissants des fonctions, les chirurgiens doivent recevoir une formation supplémentaire afin de profiter des avantages des nombreuses nouvelles fonctionnalités. Les microscopes opératoires font partie intégrante de l'arsenal chirurgical. Ils sont devenus si fondamentaux pour le succès des procédures neurochirurgicales modernes et d'autres procédures chirurgicales spécialisées qu'ils définissent presque l'avènement de la chirurgie assistée par la technologie moderne et sont certainement indispensables à une norme de soins moderne. Les microscopes opératoires sont devenus des plateformes actives pour le développement d'interfaces de contrôle utilisateur et de systèmes robotisés améliorés. Les étapes clés de cette évolution technologique comprennent le passage de la vision monoculaire à la vision binoculaire, la possibilité de modifier le grossissement sans affecter la distance focale, les objectifs permettant un réglage continu de la distance de travail, les améliorations des sources d'éclairage, l'introduction d'un contrepoids multiaxial réglable, l'incorporation de la navigation sans cadre pour la chirurgie guidée par l'image et les techniques de fluorescence peropératoire. Ces avancées ont conduit à une évolution de la terminologie vers une évaluation au-delà du microscope et vers une « plateforme de visualisation », car ces développements offrent beaucoup plus de fonctions que les microscopes opératoires précédents.

L'objectif de cette étude était de réaliser une évaluation complète d'une nouvelle plateforme de visualisation robotisée avec de nouvelles fonctionnalités de contrôle utilisateur et de comparer ses performances au modèle précédent de microscope opératoire. Des systèmes robotiques neurochirurgicaux ont été testés précédemment, y compris la documentation d'un microscope opératoire à navigation automatique. Nos recherches en laboratoire et cliniques (ZEISS) se sont principalement concentré sur quatre domaines principaux : (1) le contrôle, les fonctionnalités robotiques et la manipulation ; (2) enregistrement vidéo et valeur pédagogique ; (3) fonctionnalité de visualisation hybride ; (4) modules de visualisation de fluorescence peropératoire. Plusieurs des nouvelles plateformes de microscope intègrent certaines ou de nombreuses fonctions de la plateforme de microscope que nous avons évaluée, évoluant vers plus que de simples microscopes opératoires.

RÉFÉRENCES BIBLIOGRAPHIQUES

Burns, William E. *The Scientific Revolution in Global Perspective.* Oxford University Press, 2015.
Burns, William E. *The Scientific Revolution.* ABC-CLIO, 2001.
Bynum, William F., Browne, Janet & Porter, Roy. *Dictionary of the History of Science.* Princeton University Press, 1982.
Gleick, James. *Isaac Newton.* Vintage, 2004.
Henry, John. *The Scientific Revolution and the Origins of Modern Science.* Bloomsbury Academic, 2008.
Jardine, Lisa. *Ingenious Pursuits.* Anchor, 2000.
Science Museum London, accessed 21 Aug 2023.
Wootton, David. *The Invention of Science.* Harper, 2015.

LE MICROSCOPE ET LA MICROCHIRURGIE

De tout temps, l'homme a tenté de restaurer l'intégrité et la fonction corporelle. Si pendant de nombreux siècles cela n'a été qu'un rêve, la microchirurgie l'a transformé en réalité. Grâce à des chirurgiens passionnés, des techniques innovantes et un matériel grossissant, la microchirurgie s'est imposée comme une véritable spécialité chirurgicale. Elle s'est développée à partir de la seconde moitié du XXe siècle tout en puisant ses origines sur les travaux beaucoup plus anciens. Elle rend possible la reconstruction de tissus lésés et offre avec les avancées technologiques (allogreffes, robotisation...) d'importantes possibilités de développement. Toutefois, sa technicité, sa rigueur, ses difficultés d'apprentissage rendent sa pratique très exigeante et nécessitent de la part du microchirurgien beaucoup d'humilité.

La microchirurgie s'est développée à partir de la seconde moitié du XXe siècle en combinant de nombreux éléments : une meilleure vision du champ opératoire à l'aide de loupes et de microscopes, d'instruments de précision, de microsutures et de techniques de chirurgie vasculaire avec de nouvelles stratégies opérationnelles. Cet essor qui est apparu au même moment dans de nombreux pays, dans une sorte de mondialisation microchirurgicale avant l'heure, était le fruit de rêves longuement médités par les ancêtres des premiers « micro-chirurgiens ». Cette spécialité s'est tout naturellement imposée à la chirurgie de la main permettant ainsi de reconstruire et de réhabiliter « l'outil des outils » qui reste souvent exposé à des traumatismes sévères.

Depuis la nuit des temps, l'homme a toujours cherché à réparer et restaurer l'intégrité de son corps. Si nous ne pouvons donner un sens précis aux empreintes de mains mutilées apposées aux parois de certaines grottes préhistoriques (Lascaut, Pech-Merle...), notre civilisation judéo-chrétienne a, au travers de nombreux exemples, fait prospérer ce mythe de reconstruction ad integrum du corps humain.

L'ère de la microchirurgie a débuté à la fin de la Seconde Guerre mondiale qui a donné, par sa pléthore de blessés et de mutilés, l'occasion à quelques chirurgiens de développer une chirurgie de reconstruction. À l'époque où l'on publiait plus sur les différentes techniques d'amputation des doigts que sur leur réparation, la nécessité de soigner un nombre imposant de jeunes gens meurtris s'est imposée à certains comme Charles Sterling Bunnell pour la chirurgie de la main.

La microchirurgie est devenue une spécialité mature et reconnue après une longue genèse et quelques difficultés de jeunesse. Si, de nos jours, la reconstruction par transplants libres en chirurgie programmée présente des taux de succès avoisinant les 90 %, il en est différent des taux de reconstruction en traumatologie. La microscopie 3D repose sur les équipements suivants :

. un écran 4K ultra-haute définition ;

. une paire de lunettes polarisées ;

. une caméra digitale.

L'écran transmet en direct les images captées par la caméra. Cela permet au chirurgien de visualiser en 3D la zone à opérer. Cette méthode offre une plus grande profondeur de champ qu'un microscope opératoire habituel. Le grossissement et la mise au point sont plus importants. Les lunettes polarisées permettent au chirurgien de regarder directement l'écran en 3D-UHD. Ce système lui donne accès à une meilleure visibilité dans l'ensemble et dans les détails anatomiques de l'œil de son patient. Elles peuvent être sous forme de lunettes, de masques, de verres à clipser. La caméra digitale remplace les oculaires du microscope (qui ont pour fonction d'agrandir l'image produite par l'objectif du microscope). En microscopie 3D, c'est la caméra qui capte ces images et les envoie en direct sur l'écran en 3D. L'ouverture de la caméra permet d'obtenir une profondeur de champ adaptée selon la zone opérée (centrale ou périphérique). De plus, le chirurgien peut prendre des clichés au cours de l'opération, voire de l'enregistrer, afin d'avoir un meilleur suivi postopératoire de son patient.

L'avantage de l'image en haute définition et de l'enregistrement grâce à la microscopie 3D est majeur. Mais quels sont les autres points positifs de cette nouvelle technologie face à l'usage du microscope traditionnel ? Une posture plus confortable pour le chirurgien en est un. Avec un microscope dit « classique », votre spécialiste est toujours penché en avant pour voir dans les oculaires. Avec la microscopie 3D, il est assis « tête haute » et gagne en confort de travail, et donc moins de fatigabilité pendant l'opération. Lors de la projection de la zone opérée sur un écran 16:9, il est aussi possible pour le chirurgien de rajouter à l'écran des informations complémentaires pour mener à bien son opération. Par exemple, il peut voir les images réalisées en préopératoire (OCT, angiographie…), les paramètres de vitrectomie et les données médicales du patient. Il est possible de modifier de nombreux éléments en microscopie 3D. Les contrastes, la luminosité, le grain numérique, mais aussi des filtres de couleur numériques permettent d'adapter l'image à la situation que rencontre votre chirurgien. Puisqu'il est possible de modifier la luminosité directement sur l'écran, il n'est pas nécessaire de surexposer le patient à une lumière trop forte. Ce faible niveau d'illumination réduit les risques de photo-traumatisme et phototoxicité. La microscopie 3D permet d'offrir une inclusivité nécessaire dans le milieu de la chirurgie oculaire. Les patients ayant des limites musculosquelettiques sévères ou tout problème lié à l'ergonomie peuvent être installés de manière confortable, en toute sécurité grâce à cette avancée technologique. Il suffit juste de placer le microscope au centre de l'œil du patient.

Particulièrement utile lors d'une intervention sur la rétine, le chirurgien obtient une meilleure vision de la zone à opérer qu'avec des oculaires classiques. En plus de la précision de l'image en profondeur, cette innovation permet d'avoir accès à des zones peu illuminées. Il suffit de régler la luminosité et d'éclaircir les zones d'ombre.

« Cet équipement combine les dernières avancées optiques en matière de microscope chirurgical, une imagerie numérique de haute qualité et une capacité de visualisation en 3D, en plus de fournir les détails tomographiques en temps réel de la pathologie chirurgicale. » explique le Dr John Chen, professeur agrégé au département d'ophtalmologie de la Faculté de médecine de l'Université McGill et chirurgien au sein de la division d'ophtalmologie. *« Combiner en un seul équipement toutes ces avancées fait que les résultats obtenus après ces chirurgies sont bien meilleurs. De plus, la projection tridimensionnelle du champ opératoire sur un grand écran de télévision facilite la compréhension et l'enseignement de cette spécialité pour nos résidents, nos étudiants et nos infirmières. Grâce à ce nouvel équipement, notre service de la rétine est désormais à la fine pointe, prêt à relever de nouveaux défis tels que la thérapie génique pour les maladies dégénératives rétiniennes génétiques auparavant impossibles à traiter. »*

Il est nécessaire de montrer les lunettes loupes utilisées parfois par nos élèves. Elles ont beaucoup d'inconvénients : faible grossissement, distance entre les lunettes et le champ opératoire faible, et travail vite fatigant.

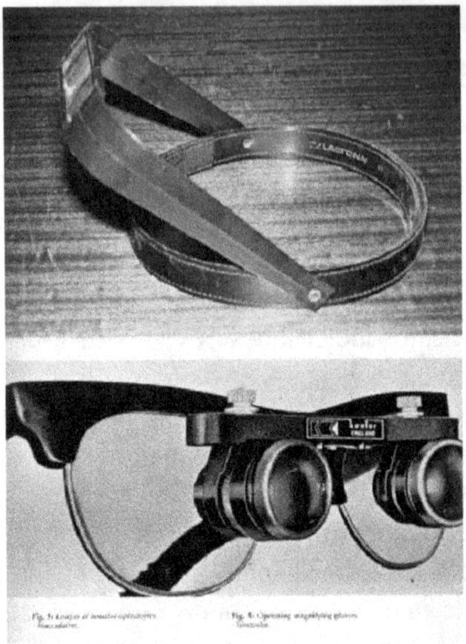

Lunettes opératoires permettant un grossissement jusque 8x,
© Nathalie Poitevin.

Le matériel de suture microchirurgicale s'adapte à la microchirurgie et il comporte trois éléments :

- Les instruments

Ce sont ceux utilisés par les bijoutiers : pince de Dumont, porte-aiguille, ciseaux. Leur forme et leur finesse ont été améliorées et doivent encore se perfectionner, s'amincir.

- Les aiguilles

Leur courbure, leur longueur et leur diamètre variables ont été adaptés. Celles-ci varient de 30 à 100 microns. Les aiguilles utilisées en microchirurgie sont rondes et non spatulées.

- Les fils non résorbables

Ils sont en polyamide et polypropylène. Ils font l'unanimité avec un diamètre de 15 à 100 microns, car ils n'entraînent pas de granulome. Certains chirurgiens pour éviter le long entraînement à la suture manuelle sous microscope ont imaginé d'autres techniques de suture : le *MAS (Microsurgical Anastomosis System*), la colle biologique, la microsuture au laser, l'anastomose avec les agrafes non transfixiantes. Cependant, en 2024, la suture manuelle et au fil demeure la technique de référence. Les instruments de microchirurgie ont été des instruments d'ophtalmologie existants. Il a fallu disposer de pinces, de microciseaux, de porte-aiguilles.

- Pour la microchirurgie

Les instruments doivent avoir une longueur suffisante (13 cm) et les instruments à corps ronds sont adaptés aux mouvements ergonomiques de la microchirurgie.

Les instruments de microchirurgie

Nylen, en Suède en 1921, est le premier chirurgien à introduire le microscope en usage clinique. Il faut attendre 1960 avec Jacobson et Suarez pour réaliser l'anastomose de vaisseaux de 1 mm de diamètre. Ikuta en 1966 utilise des porte-aiguilles, ciseaux et pinces d'ophtalmologie, mais ces instruments sont inadaptés pour la microchirurgie vasculaire, car volumineux, aussi il les fait modifier. Il a fallu l'introduction des sulfamides en 1936 et de la pénicilline en 1940 pour obtenir des progrès majeurs dans la prévention des infections des tissus traumatisés.

La solution des anastomoses des petits vaisseaux et la revascularisation des parties amputées demeuraient une énigme technique.

En 1962, l'instrument de Nakayama avec agrafes métalliques permet la revascularisation de transplants intestinaux pour remplacer des segments d'œsophage. Inokuchi en a amélioré l'instrument qui a permis l'anastomose de petits vaisseaux en 1964.

David Vickers et Earl Owen ont réalisé ensemble les micro-instruments « Vickers-Owen » fabriqués par Keeler à Londres dès 1980. En Europe, ce sont les instruments de joailliers et d'ophtalmologistes qui sont adaptés à leur nouveau rôle en microchirurgie et qui sont utilisés. Les instruments idéaux ont un corps rond, ergonomique qui facilite leur maniement en microchirurgie. Des instruments spécialisés tels que les porte-aiguilles, les clamps vasculaires miniatures sont développés. Le rapide développement a été profitable à l'industrie pour investir du capital et du personnel spécialisé dans le développement des sutures microvasculaires.

Ethicon Inc. a fabriqué une variété d'aiguilles microchirurgicales et de matériel de suture. La plus petite aiguille mesure 50 microns de diamètre et le fil de suture est de 18 microns. L'évolution des instruments de microchirurgie se fait vers des instruments très fins, ergonomiques et légers.

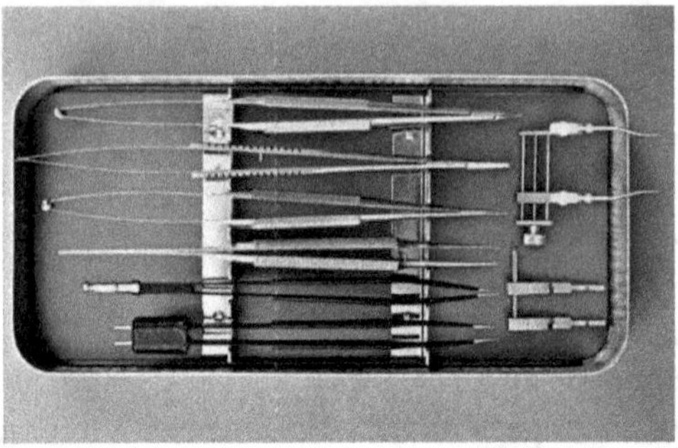

Boîtes d'instruments de microchirurgie : pinces à disséquer, porte-aiguille, microciseaux, double clamp, pinces à coaguler © M. A. Germain.

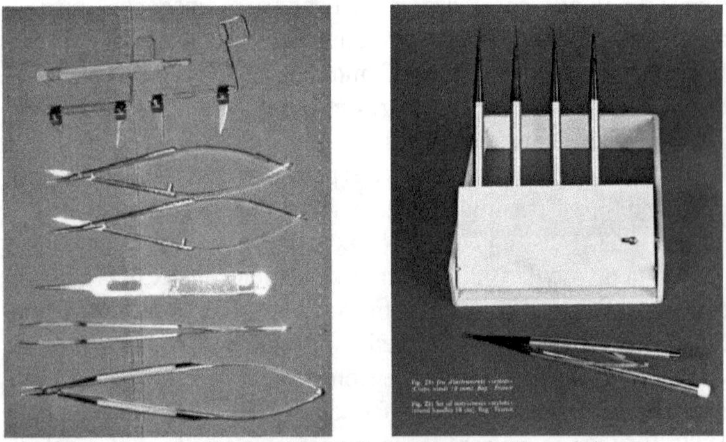

Les instruments de microchirurgie à corps ronds de 18 cm de longueur, © M. A. Germain.

Les doubles clamps vasculaires sont indispensables pour éviter toute tension au niveau de l'anastomose, en particulier lors de la réalisation de la suture. Tous les pays n'ont pas connu les mêmes débuts et la même évolution.

La microchirurgie clinique a débuté avec deux hommes séparés par toute la largeur de l'océan Pacifique : Harry Buncke en Californie et Bernard O'Brien en Australie, tous deux maintenant décédés. Les États-Unis, l'Australie, la Chine, le Japon, la France ont dominé le développement de la microchirurgie : ce sont les cinq pays pionniers. D'autres pays tels que l'Allemagne en raison du nazisme ou la Russie en raison de son isolement ont été retardés et les chirurgiens de ces pays ont dû se former initialement à l'étranger. Partout, les débuts ont été difficiles, car le matériel n'existait pas. Tout était nouveau et à inventer.

La France a brillé surtout par sa créativité et par ses études anatomiques extrêmement rigoureuses. Les premières prothèses vasculaires sont apparues dans les années 1950.

La microchirurgie est une technique récente, elle date de moins de 100 ans.

Le XIIe siècle avec Roger Bacon (1212-1294) est censé avoir utilisé le télescope. Nicolas Copernicus de Pologne a observé le ciel et les planètes à l'aide d'un instrument comportant plusieurs lentilles dès 1542. Zacarias Janssen de Hollande a inventé et utilisé le microscope composé en 1510. Galilée aurait inventé un microscope complexe en 1610. Fontana de Naples fait état d'une découverte identique en 1618. Au milieu du XVIIe siècle ont commencé des études anatomiques microscopiques et physiologiques. En 1887, von Zehender a adapté les loupes binoculaires développées par F. Schulze pour la chirurgie ophtalmologique. Toutefois, l'utilisation large du grossissement en chirurgie se fait attendre pour revenir aux otorhinolaryngologistes avec Nylen en 1921. Ce dernier est le premier à utiliser un microscope en particulier pour le traitement de l'otospongiose. Le microscope monoculaire a été remplacé un an plus tard par un microscope binoculaire et ils ont été les premiers à reconnaître la limite de l'œil humain. Trente ans plus tard, les ophtalmologistes apportent leur contribution : en 1950, Perrit et, en 1956, Bar appliquent le microscope à leur spécialité. Les neurochirurgiens reconnaissent la valeur du microscope opératoire depuis 1961 : House a publié ses travaux sur l'exploration du canal auditif interne pour l'exérèse translabyrinthique d'un neurinome. Kurze est le premier à énoncer les particularités pour la microchirurgie. Yassargyl débute en 1965, en neurochirurgie, avec la microchirurgie.

Il fait progresser cette spécialité énormément. La contribution des chirurgiens vasculaires à la microchirurgie est considérable.

Alexis Carrel en 1906 a posé les bases théoriques de la chirurgie vasculaire, incluant celle des petits vaisseaux, avec transplantation d'organes et de membres, ce qui lui a valu le prix Nobel en 1912.

Lowenberg et Schumacher, 46 ans plus tard, ont inauguré la chirurgie des vaisseaux très fins. L'absence de grossissement moderne a été responsable de ce retard. Entre 1948 et actuellement, deux étapes doivent être distinguées. La première époque se termine en 1960 quand l'utilisation des microscopes devient un procédé de routine.

Dès les années 1950, Harry Buncke débute la microchirurgie et réimplante les oreilles de lapin. Il opère dans son garage aidé par son épouse Constance.

En 1957, Sun Lee réalise des anastomoses porto-caves chez le rat avec un taux de succès impressionnant.

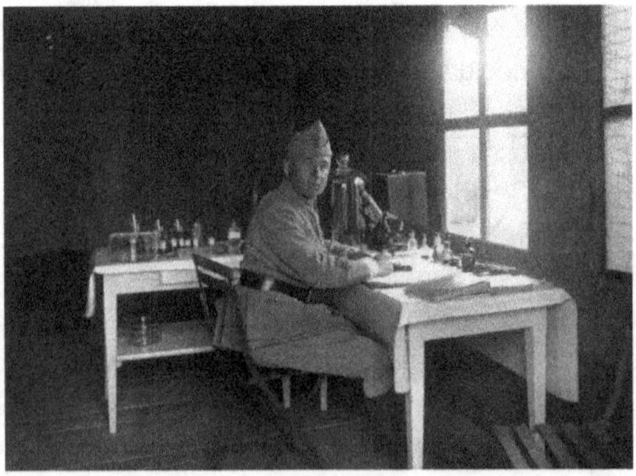

Carrel en pleine étude de la bactériologie des plaies de guerre, dans son laboratoire de fortune, avec son microscope (1915) (© Bibliothèque de l'Académie nationale de médecine).

En 1958, Tamai au Japon fait une réimplantation de membre inférieur avec succès.

Jacobson et Suarez aux USA utilisant un microscope opératoire pour les vaisseaux de moins de 3 mm, obtiennent un taux de perméabilité beaucoup plus élevé que les chirurgiens qui ne l'utilisent pas. Leur travail est publié en 1960.

En 1962, Malt aux USA réimplante un bras chez un enfant avec succès.

En 1963, Zong Wei Chai en République populaire de Chine, réimplante une main.

En 1966, Buncke et ses collègues ont rapporté la transplantation d'un gros orteil de singe sur la main à l'aide de la microchirurgie.

Depuis lors, l'histoire de la microchirurgie peut être assimilée à celle de la microchirurgie vasculaire. Celle-ci est spectaculaire. Le résultat est immédiat contrairement à la microchirurgie nerveuse où le résultat peut prendre des années.

La deuxième partie de cette récente période a débuté avec Collins et Douglas en 1964.

Avec la suture des vaisseaux mesurant 1 mm ou moins, la chirurgie de réimplantation et de transplantation devient possible sur les animaux de laboratoire ou chez l'homme.

En 1964, la première réimplantation de doigt est réalisée au Japon et, en 1969, John Cobbett transfert le gros orteil pour reconstruire un pouce amputé.

En 1973, le premier transplant cutané par microanastomose vasculaire est publié en Australie.

En 1974, Ostrupp en Suède réalise les premiers transplants de fibula vascularisés.

Les chirurgiens plasticiens bénéficient de la microchirurgie et particulièrement de la microchirurgie vasculaire. Ils sont enthousiastes depuis plusieurs années. Les urologues se sont intéressés aussi à la microchirurgie, mais plus récemment depuis 1972, surtout pour l'urologie pédiatrique et la chirurgie de l'arbre urinaire, et des déférents. Ainsi, les résultats de la chirurgie de la stérilité masculine sont-ils encourageants : épididymo-vasostomie et vasovasostomie. L'autotransplantation de testicule initialement en position intra-abdominale est réalisée dans le scrotum : elle est utile, évitant l'évolution cancéreuse de cette glande. La réimplantation de pénis amputé est également réalisée.

Les gynécologues, comme les urologues, sont venus à la microchirurgie tardivement.

En 1967, Swolin réalise la microdissection d'un hydrosalpinx. En 1969, Brackett et Garcia s'intéressent à la microchirurgie de la jonction tubo-utérine. En 1976, Golmel et Winston réalisent les réanastomoses tubaires après ligature.

Étape par étape, l'équipement des microchirurgiens s'est amélioré : microinstruments, fils de suture, microscope opératoire performant. Le microchirurgien doit s'entraîner à ces nouvelles techniques. Elles nécessitent de la douceur, de la dextérité, du temps, de l'assiduité, de la patience. Un entraînement régulier, très chronophage est nécessaire.

Les doubles clamps vasculaires sont indispensables pour réaliser les microanastomoses vasculaires.

Yashikazu Ikuta a réalisé ses premiers travaux sur les anastomoses vasculaires en novembre 1966 à l'Université d'Hiroshima au Japon. Afin qu'il n'existe pas de tension au niveau des anastomoses vasculaires, il est nécessaire d'utiliser un double clamp vasculaire. À l'époque, on ne trouve pas de matériel de microchirurgie vasculaire. Le matériau qui pose le plus de difficulté pour rapprocher les segments vasculaires est le double clamp. Le clamp utilisé est alors celui de Jacobson aux USA. Il est constitué par deux clamps bulldog ajustés sur une barre. Les deux clamps sont rapprochés par une vis. Toutefois, ce clamp est trop gros et trop lourd pour la suture des petits vaisseaux. Ikuta fait fabriquer son propre clamp : il amincit les clamps bulldog avec du papier émeri et ceux-ci sont fixés à un support fabriqué à la main dont la vis mobilise les deux clamps ce qui le rend facile d'usage. C'est le prototype fabriqué pour le marché par Mizyho-Ijoakogyro Co LTD. En 1966, Ikuta réalise des anastomoses de vaisseaux de 3 à 5 mm de diamètre. En 1967, il réalise des anastomoses de 1 mm et il essaye des anastomoses de 0,5 mm de diamètre. Les résultats sont mauvais. Seulement, 88 % d'anastomoses perméables de 3 mm et, sur 24 vaisseaux de moins de 1 mm, 33 % sont perméables. La raison de ces difficultés provient du fait que Ikuta ne dispose pas de fils inférieurs à un diamètre de 8-0. Avec des fils de 10-0, le taux de perméabilité augmente rapidement.

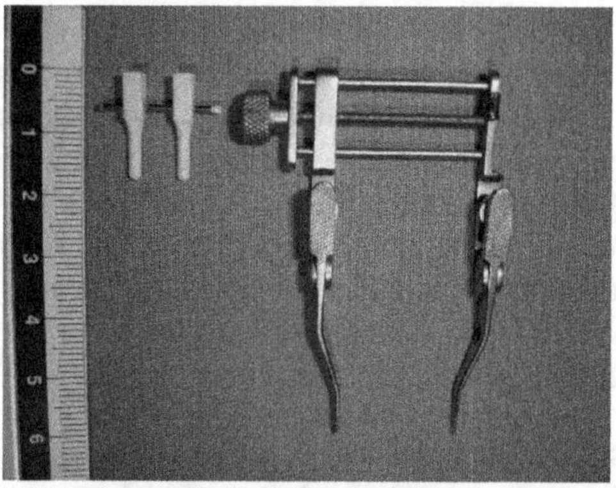
Les doubles clamps. Clamp d'Ikuta, métallique, et clamp Biover, à usage unique © M. A. Germain.

Son expérience en microchirurgie vasculaire sur les petits vaisseaux est publiée dans le *Medical Journal of Hiroshima University* en 1968. Le double clamp d'Ikuta est aujourd'hui utilisé dans le monde entier. Il faut signaler l'utilisation des clamps à usage unique de plus en plus employés (*Biover*). Il existe des clamps pour artères, d'autres pour les veines.

À la même époque, Robert Acland débute la fabrication des clamps microchirurgicaux. Pour faciliter les anastomoses des artères de rat de 0,5 mm de diamètre, il fabrique son prototype de clamp simple en 1970, puis son modèle de double clamp en 1971. Ces clamps sont légers, compacts. S and T acceptent de les fabriquer. Ce développement mène à la création de la compagnie d'instruments microchirurgicaux S and T.

L'obstacle principal des sutures microvasculaires est la difficulté d'avoir des aiguilles et des fils fins. La préoccupation est de fabriquer une fine aiguille qui ne traumatise pas l'intima des petits vaisseaux : cela a été le souci principal de Harry Buncke aux USA. Il connaît ses premiers succès en fabriquant des aiguilles en acier de 75 microns de diamètre en utilisant les techniques des joailliers. Parfois, il arrive à produire une aiguille, en cinq minutes, mais aussi parfois en une heure. Heureusement, il s'est mis en contact avec la *Tempress Instrument Company*, dirigée par Richard Christiansen qui possède l'instrumentation pouvant forer un trou de 35 microns dans un fil d'acier de 75 microns. En aiguisant l'extrémité de ses aiguilles, il a pu fabriquer des aiguilles pour les premières sutures. La première transplantation d'oreilles de lapin est réalisée avec succès en utilisant ces aiguilles aiguisées et enfilées avec un fil d'un cocon de ver à soie. Dupont lui envoie une bobine de fil de soie de nylon à un seul toron destiné à la couture. Il a ainsi une grande quantité de matériel de suture en nylon. Cependant, l'aiguille enfilée ne donne pas satisfaction, car elle double l'orifice dans la paroi du vaisseau par rapport au diamètre du fil. Harry Buncke est mis en relation avec Schulz, un physicien travaillant au Stanford Linear Accelerator. Schulz a une habileté prodigieuse dans le domaine des microtechniques et s'enthousiasme à l'idée de réaliser de fines aiguilles. Il suggère de joindre les aiguilles d'acier de 75 microns avec un fil de nylon plus fin par électrolyse de la jonction. Il met au point un instrument tout à fait spécial. Malheureusement, en pratique, quand il réussit, l'aiguille de 75 microns double de diamètre en fixant le fil. Il a alors l'idée d'électrolyser seulement le fil de nylon le rendant rigide comme l'extrémité d'un lacet. Schulz réussit et Harry Buncke aiguise ces aiguilles sous microscope en utilisant une fine roulette à meuler.

En effet, l'obstacle principal est la difficulté d'avoir des aiguilles et du fil fins. Schulz métallise l'aiguille de nylon, mais les grandes compagnies de suture ne peuvent imaginer un marché d'aiguilles de 70 microns : elles jugent que ce ne sera pas rentable. Harry Buncke essaie de leur faire fabriquer des aiguilles de plus en plus fines, mais avec peu de succès et de motivation.

En 1966, Donaghy et Yasargyl organisent le premier symposium de microchirurgie à l'Université de Vermont à Burlington. Jacobson y a fait son premier travail avec Donaghy. La majorité des pionniers de la microchirurgie et de la microneurochirurgie sont présents. Harry Buncke est sollicité par le comité de programme de l'ASPRS pour réaliser une commission de microchirurgie pour le rassemblement de 1967 à New York. Susumu Tamai, John Cobbett, et Jim Smith acceptent d'y participer.

Après cette réunion, un ancien collègue, Don Mc Lean, alors chef du service de chirurgie plastique au Oak Knoll Naval Hospital à Oakland invite Harry Buncke à visiter son laboratoire de microchirurgie. Cette invitation est le début d'une fructueuse association et, pendant trois ans, ils réalisent une série de transplantations de pattes de rat, étudiant la réinnervation et la fonction musculaire de celles-ci. Ils réalisent aussi une reconstruction d'oreille de chien ayant l'aspect d'une oreille humaine en utilisant un modèle de silicone couvert par du grand épiploon et de la peau mince. La majorité de ces transplants a survécu. En 1969, un marin se présente à l'hôpital avec un large cancer du scalp. Don Mac Lean, chef du département de chirurgie plastique à l'hôpital naval d'Oakland, et Buncke planifient, après résection du cancer, d'utiliser le grand épiploon du patient pour couvrir la perte de substance du scalp, en recouvrant celui-ci d'une greffe de peau. C'est le premier cas mondial de transplant d'épiploon en 1969 et c'est un succès complet. Harry Buncke nous a quittés le 18 mai 2008. Il reste le père de la microchirurgie et demeure dans notre mémoire et dans notre cœur. Son fils Gregory a repris le flambeau de la microchirurgie.

La microchirurgie connaît alors un formidable développement aux États-Unis dans tous les domaines : peau, muscles, os, intestin, nerfs, lymphatiques, transplants composés.

Plusieurs autres microchirurgiens américains sont célèbres. Citons en particulier Robert Acland qui s'investit dans la miniaturisation des aiguilles de microchirurgie. Après des difficultés dans la tentative de fabriquer ses propres aiguilles, il réussit une collaboration avec S and T Chirurgische Nadeln. Grâce à S and T qui travaillent aussi avec Gazi Yasargyl, il fabrique des aiguilles de 150 à 100 microns en 1969. Puis, ils vont plus loin : 70 microns en 1971 et 50 microns en 1974. Il demande à Ethicon aux USA de fabriquer des aiguilles plus fines que 70 microns. Les fabricants refusent d'abord, puis Keeler à Londres entreprend de fabriquer des aiguilles et du fil de 10-0 en 1965. De nouveaux instruments par ailleurs avec des corps ronds, faciles à utiliser, sont produits.

En 1552, Ambroise Paré a décrit la première ligature vasculaire. Ce sera pendant 250 ans la seule méthode de traitement des plaies artérielles. En 1802, Jones décrit la cicatrisation vasculaire : c'est une néo-intima, si on rétablit la continuité entre deux vaisseaux.

En 1877, puis en 1960, les chirurgiens russes et français Eck et Jaboulay réalisent des anastomoses vasculaires instrumentales.

En raison des indications nombreuses et fréquentes de lambeaux libres, les recherches sur les techniques de suture vasculaire instrumentales se sont développées de façon simple et rapide.

Pour les anastomoses, le laser a été utilisé : argon, laser CO2, par agrafage par clip, et par agrafes non transfixiantes après éversion des parois. En technique, la microchirurgie par suture manuelle reste une méthode incontournable.

En conclusion, le matériel de microchirurgie évolue et s'améliore sans cesse :

- Amélioration des microscopes opératoires.
- Les instruments de microchirurgie ne cessent de s'affiner.
- Les fils de plus en plus fins (14-0, invisibles à l'œil nu) sont fabriqués.
- La réalisation des anastomoses par des robots. La robotique est essentielle dans le domaine de la microchirurgie.

RÉFÉRENCES BIBLIOGRAPHIQUES

- Acland R. D. & Flynn M. B. Immediate reconstruction of oral cavity and oropharyngeal defects using micro-vascular free flaps. Am. J. Surg. 1978.
- Baudet J., Panconi B., Caix Ph., Amarante et al. The composite fibula and soleus free transfer. Int. J. Microsurg. 1982, 27.
- Carrel A. The surgery of blood vessels. Bull Johns Hopkins Hosp. 18. 25. 1907.
- Foucher G., Lenoble E. & Smith Jr. Custom made free vascularized compound toe transfer for traumatic dorsal loss of the thumb. Plast. Reconstr. Surg. 1991.
- Germain M. A. La microchirurgie dans le monde. Glyphe (éd.). 2011.
- Gilbert A. & Teot L. The free scapular flap. Plast. Reconstr. Surg. 1982, 601-604.
- Gilbert A. Reconstruction of congenital hand defects with microvascular toe transfers. Hand Clin. 1985.
- Mathes S. J. & Nahai F. Clinical atlas of muscle and musculocutaneous flaps. St Louis CV. Mosby Co. 1978.
- Mac Lean D. H. & Buncke H. R. Auto transplant of omentum to a large scalp defect, with microsurgical revascularization. Plast. Reconstr. Surg. 49. 268. 1972.
- Marandas P. Cancers des voies aérodigestives supérieures. Données actuelles. Masson (éd.). 2004.
- Mitz V. & Tessier P. Vascular auto transplant of the omentum to the neck in dogs. Ann. Chir. Plast. 1974. 121-130.

LES PIONNIERS DE LA MICROCHIRURGIE – LES ÉTATS-UNIS par le Pr Vladimir Mitz

Nous sommes dans les années 1970-1975. Je suis interne, puis chef de clinique dans le service du professeur Raymond Vilain à l'hôpital Boucicaut à Paris, hôpital aujourd'hui vendu par l'Assistance publique. On commence à murmurer qu'une chirurgie nouvelle a fait son acte de naissance, notamment en matière de chirurgie nerveuse et aussi en matière de microchirurgie vasculaire, permettant de suturer des vaisseaux de moins 1 mm de diamètre à l'aide d'un microscope spécialement équipé pour voir et opérer. Cela implique de découpler le regard qui passe au travers d'objectifs stéréoscopiques que l'opérateur a devant ses yeux à l'horizontale, alors que ses mains bougent dans un champ opératoire capté par une sorte de microscope binoculaire et éclairé par une lumière froide. Le chirurgien ne regarde donc plus directement ses mains. Il faut ainsi une adaptation, un apprentissage forcené pour retrouver une adresse suffisante et une célérité opérationnelle pour travailler à l'échelle du millimètre. J'avais expérimentalement tenté ce type de chirurgie avec des lunettes grossissantes dans le laboratoire animalier de l'hôpital Foch quand j'étais interne auprès du professeur Paul Tessier, inventeur de la chirurgie craniofaciale.

J'avais même publié un article sur cette chirurgie expérimentale abdominale dans le cou du chien, je pense même que c'est une des premières publications scientifiques françaises en matière de microchirurgie expérimentale (5) :

Mitz, V., & Tessier, P. (1974, January). Vascular auto transplant of the omentum to the neck in dogs. In Annales de Chirurgie Plastique (Vol. 19, No. 2, pp. 121-130). 1974.

Je suis passionné par cette nouvelle chirurgie naissante, d'autant plus que le Dr Raymond Vilain, plasticien devenu patron d'un service d'orthopédie, venait de créer le service SOS – Mains destiné à pouvoir traiter les blessés graves de la main, jour et nuit, par des chirurgiens qui se seraient spécialisés dans ce domaine. Cela comporte également la nécessité de réimplantations de fragments de tissus complètement sectionnés, ou arrachés, donc dévitalisés, que l'on ne pouvait sauver que par l'application de méthodes de microchirurgie.

J'avais auparavant effectué un stage d'une semaine auprès du professeur Millesi à Vienne, chirurgien qui avait mis au point de nouvelles techniques de greffes nerveuses par manipulation sous microscope opératoire (4). J'avais pris une année sabbatique à la fin de mon internat, pour me perfectionner aux États-Unis et apprendre la chirurgie esthétique et la microchirurgie. À cette époque, deux laboratoires formateurs étaient fameux pour étudier la microchirurgie :

1) le laboratoire du professeur O'Brien en Australie ;

2) le laboratoire du professeur Harry Buncke, aux États-Unis.

J'avais donc demandé à ce dernier de me prendre en stage pendant 6 mois dans son laboratoire à San Francisco, au Ralph K. Davies Medical Hospital. Ce fut une des grandes aventures de ma vie !

Je me présentais donc le jour J à Harry Buncke, un homme de taille élevée assez massif avec un visage avenant souriant et au regard inquisiteur. Harry Buncke était né en 1922 au Canada. Il est malheureusement mort en 2008, en pleine possession de ses moyens.

Il m'a reçu d'une façon très simple et m'a mis entre les mains du responsable de l'époque de son laboratoire de microchirurgie, un homme sympathique, froid cependant, exigeant et quasi obsessionnel, qui venait de Hongrie et qui s'appelait Zoltan Szabo. Nous étions quatre stagiaires dont trois sont devenus des personnages importants en chirurgie plastique. Il y avait notamment Patrick Maxwell, un jeune chirurgien extrêmement élégant qui dessinait remarquablement bien. Il était beau garçon, chaleureux, nous sommes restés bons amis. Il est devenu un personnage considérable, car il a été le premier en 1978 à réaliser un lambeau libre par microchirurgie, transposant le muscle grand dorsal avec succès sur un fracas de jambe. Plus tard, il a innové en inventant les prothèses mammaires de forme anatomique (3).

Il y avait aussi un autre chirurgien d'origine canadienne, le Dr Gaston Schwartz, qui était capable de démonter et remonter une Porsche de l'époque pendant ses heures de loisir, mais aussi de démontrer un talent opératoire exceptionnel au microscope (2).

La particularité de ce laboratoire était que nous devions travailler sur des rats et publier des protocoles de recherche, mais le maître d'œuvre, Zoltan Szabo, très en avance sur son temps, avait installé un appareil de télévision relié à chaque microscope opératoire sur lequel nous devions travailler. Il pouvait ainsi surveiller notre gestuelle et, tel un entraîneur très exigeant en escrime ou en sport de combat, il nous houspillait sans cesse pour améliorer notre technique. De plus, nous pouvions voir ce que faisaient nos voisins apprentis microchirurgiens... Aussi, l'esprit de compétition était-il rude, d'autant que la technique qui nous était proposée pour réaliser des anastomoses vasculaires était singulière :

1) retournement du vaisseau entre des clamps appariés pour réaliser d'abord la suture de la face postérieure et éviter à tout coup un point transfixiant malencontreux ;

2) remise à plat du vaisseau ;

3) réalisation du premier point d'appariement central antérieur ;

4) réalisation d'un point du pôle Nord, puis du pôle Sud ;

5) réalisation éventuelle de points intermédiaires ;

6) réalisation de points supplémentaires sur la face postérieure en retournant le vaisseau ;

Dans cette technique à 8 points dont j'imagine qu'elle a été mise au point par le professeur H. Buncke lui-même, on perd un peu de temps puisqu'on retourne le vaisseau trois fois. Mais, cette technique ne m'a jamais quitté, plutôt je n'ai jamais abandonné cette technique qui me paraît d'une très grande rigueur et efficacité, mais certainement pas la plus rapide ni la plus simple.

C'est cette technique que j'ai apprise ensuite à tous mes élèves et au laboratoire de microchirurgie que j'ai créé à l'hôpital Boucicaut pour que les internes puissent s'entraîner la nuit entre deux opérations sur l'homme, afin qu'ils acquièrent une dextérité opérationnelle.

À San Francisco, une fois par semaine, nous allions voir le professeur Buncke opérer en salle d'opération. Il y avait toujours beaucoup de monde, cela nous empêchait de voir la qualité de ses manipulations sous microscope. Sa réputation n'était plus à faire. Il procédait plutôt lentement et méthodiquement. Un transfert du gros orteil sur le pouce pouvait lui prendre entre 4 et 7h00 en fonction de la complexité du cas. Les opérations sélectionnées étaient bien sûr des opérations de transfert du gros orteil dont il était le père. Il avait en effet réalisé la première microréimplantation d'un orteil à la place d'un pouce sur un singe en 1966. Il me rappelait d'ailleurs, au cours d'entretiens informels que nous pouvions avoir dans les couloirs de l'hôpital, qu'il avait mis au point la microchirurgie en 1964, en échouant plus de 50 fois à revasculariser une oreille de lapin, avant de réussir grâce à des instruments de bijouterie qu'il avait lui-même façonnés et à des fils sertis par ses propres doigts, tout cela dans son garage, un peu en avance sur la tradition des créateurs de start-up dans cette région bénie de la Californie intelligente (1).

Pour récompenser ses étudiants qu'il estimait, il les emmenait dans son ranch. Un jour, cela a été mon tour : j'ai pu, brûlé par un soleil ardent, chevaucher pour la première fois un cheval de son troupeau. J'ai même été entraîné au galop, en me raccrochant à la crinière pour ne pas tomber, sans trop savoir comment m'arrêter ! Beaucoup plus compliqué que de terminer une microanastomose…

Bref, Harry Buncke a été un véritable géant de la spécialité de chirurgie plastique et esthétique. Il a apporté au monde une nouvelle spécialité qui continue de se développer. Au cours de sa vie, il a été bien aidé par sa femme, Constance, qui lui a donné quatre enfants dont l'un, Gregory, a repris son service de microchirurgie réparatrice à San Francisco.

Il a transféré deux orteils à la main chez un jeune chirurgien mexicain blessé par un tremblement de terre, le Dr Bucio, qui avait perdu tous ses doigts sauf le pouce. Ce collègue a pu reprendre ainsi son activité professionnelle de chirurgien.

Zoltan Szabo (6), quant à lui, est retourné plus tard en Europe, dans son pays où il s'est intéressé au développement technologique des processus chirurgicaux. Je pense qu'il est toujours en vie et j'ai toujours une grande émotion à me souvenir de ses critiques exigeantes, en même temps que de cet esprit de compétition qui nous animait, parce que la microchirurgie vasculaire, nerveuse et lymphatique exige une fiabilité à 100 % dans nos gestes. Sans doute la robotisation va-t-elle apporter quelque chose de plus à la fragilité de notre contrôle nerveux sur nos mains, mais avoir traversé cette époque nous a donné une certitude : il faut transcender nos faiblesses et même cela ne suffit pas à nous donner la certitude qu'à tous les coups on gagne.

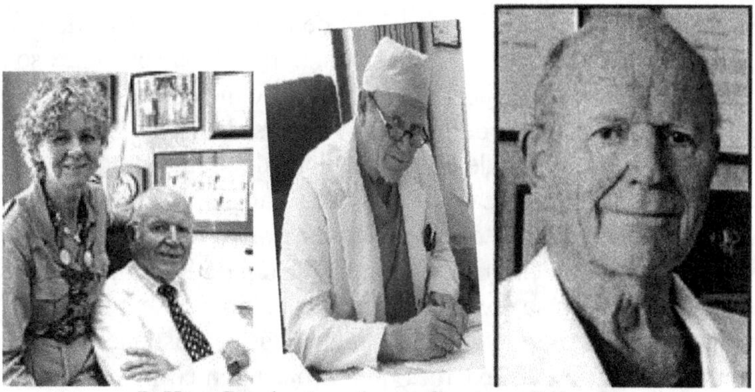

Pr Harry Buncke et son épouse Constance © Buncke.

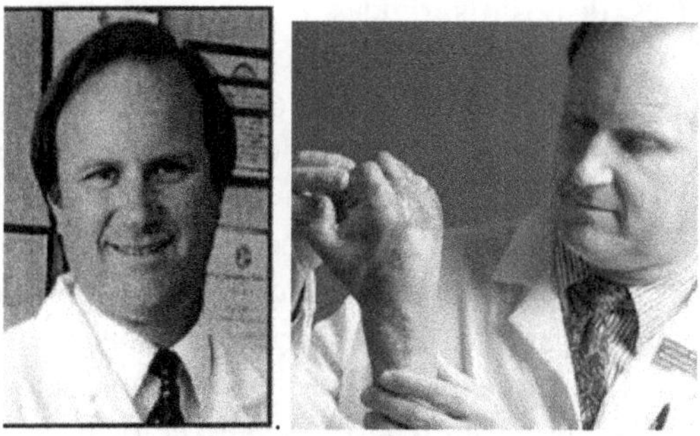

Son fils, Gregory Buncke
© Buncke.

C'est Thomas Gibson qui, en 1957, inspire Harry Buncke sur la possibilité de transplanter des tissus par anastomose des petits vaisseaux sanguins. Ses premiers travaux comportent des greffes de tissus composés (peau, muscle, os) transplantés en les perfusant avec une petite pompe munie d'un oxygénateur. La revascularisation se rétablissait dans le transplant de la profondeur à la périphérie au niveau du lit receveur. Malheureusement, l'équipement n'était pas adapté et il n'a pas pu non plus développer une technique d'anastomose entre les fins vaisseaux du transplant, et ceux du receveur. Cette difficulté hantera Harry Buncke pour le reste de sa vie.

Son épouse Constance et lui finissent leur internat en Angleterre et en Écosse, puis ils s'en retournent à San Matteo en Californie en 1957. Au printemps 1958, Harry Buncke contacte Harry Blackfield, alors chef du département de chirurgie plastique au California

Medical Center à San Francisco. Ce dernier a une proposition de bourse de recherche à faire. Il encourage Buncke à soumettre son travail au comité de recherche. Ce dernier donne un avis favorable et Buncke reçoit une bourse de 500 dollars de Trevy Fund pour poursuivre les travaux de transplantations de tissus composés par suture des petits vaisseaux. Ses efforts initiaux portent sur des instruments permettant d'assembler les extrémités des vaisseaux mécaniquement. Les tuteurs intraluminaux d'un millimètre de diamètre en téflon se révèlent inefficaces et thrombosent régulièrement malgré les propriétés anticoagulantes de ce plastique. Il essaie ensuite des dispositifs externes qui affrontent en écartant l'intima, permettant un contact intime au niveau de l'anastomose sans corps étrangers. Ces dispositifs rigides externes échouent également. Harry Buncke choisit les vaisseaux centraux de l'oreille de lapin comme modèle expérimental, car ils ont un diamètre externe d'un millimètre et ressemblent aux vaisseaux humains des doigts, et de l'oreille, ou de portion de nez, ou de lèvre supérieure.

Thomas Gibson mentionne des lambeaux dépendants des vaisseaux épigastriques supérieurs et inférieurs comme sites donneurs, alimentés par de petits vaisseaux. Les expériences initiales sont réalisées au laboratoire de chiens à l'Université de Californie à San Francisco. Les tables d'opération sont fixes et élevées, et toutes les opérations au laboratoire sur les chiens sont réalisées en position debout. Le Pr Harry Buncke débute les opérations avec des loupes grossissantes de 2,5x pour manipuler les petits vaisseaux qui se contractent de façon dramatique lorsqu'ils sont exposés et disséqués.

Son premier travail est d'essayer de prévenir ce spasme vasculaire à l'aide d'agents pharmacologiques variés. L'un d'eux, la chlorpromazine®, semble prometteur et fait l'objet de sa première publication sur les petits vaisseaux. Il est par ailleurs informé du travail de Seidenberg et de Hewitt à New York, sur la transplantation d'intestin pour reconstruire l'œsophage.

Cependant, eux, ils ont travaillé sur des vaisseaux de cinq millimètres de diamètre ou davantage, et leurs techniques n'étaient pas transférables aux vaisseaux d'un millimètre.

Harry Buncke suit aussi les travaux de Snyder Lapchinsky, Vogelfangers et d'autres sur les réimplantations des membres, et les transplantations avec des vaisseaux plus larges utilisant des instruments mécaniques, et des techniques de suture variées. Ces expériences ont repris les travaux d'Alexis Carrel et de Guthrie en France, puis aux USA dans les années 1910. Le livre de Guthrie sur la chirurgie des vaisseaux sanguins publié en 1908 devrait être relu pour la chirurgie vasculaire des petits et des gros vaisseaux. Beaucoup d'erreurs auraient pu être ainsi évitées si Harry Buncke avait lu ce livre plus tôt. Harry Buncke a résumé ses résultats négatifs et les a soumis au Forum chirurgical en 1960. Son article a été refusé et sa bourse de recherche a expiré.

Déçu, il renonce temporairement à la réparation des petits vaisseaux. Il se rend à l'American College of Surgeon en 1960 et écoute la conférence de Julius Jacobson pendant le Forum sur l'utilisation du microscope pour la réparation des petits vaisseaux. De nouveau passionné, il réalise que le microscope opératoire ouvre des horizons pour pratiquer l'anastomose de vaisseaux d'un millimètre. Jacobson utilise le premier le terme de « microchirurgie » et Harry Buncke lui est redevable de ce vocabulaire. Les clamps et les instruments utilisés par Harry Buncke sont volumineux et les aiguilles, et les fils de suture sont grossiers pour suturer des vaisseaux d'un millimètre. Encouragé par l'utilisation du microscope opératoire comme Seidenberg, Harry Buncke étudie un autre projet avec l'aide de son épouse à l'hôpital de San Matteo, empruntant le microscope opératoire au service ORL, le soir et le week-end.

Avec l'aide d'amis, et de son service, de Nora Christiansen, son infirmière, et de son ami Fred Richards, un pilote de la Pan Am, il commande un diploscope à Zeiss en Germany. Richards organise son transport à San Francisco par Pan Am. Un autre coup de chance survient quand Richards le met en contact avec Stanford Gluck, directeur d'un établissement d'importation de primates du Pacifique Sud. Ceci s'est passé durant la période de développement du vaccin antipolio. Il y avait une forte demande de primates aux USA.

Gluck est intéressé par ce travail expérimental et les invite à venir dans son établissement pour travailler avec ses vétérinaires.

Les années 1964 et 1965 sont très fastes. Grâce à son nouveau diploscope, avec Werner Schulz et son épouse Constance Buncke, et Nora Christiansen, son infirmière, ils réalisent une série d'amputations de doigt suivie de réimplantation, de transplantation de l'orteil à la main et de transplants de lambeaux axillaires chez le singe Monkey avec des résultats encourageants.

Harry Buncke présente alors ses travaux expérimentaux de réimplantation de doigts à la réunion de l'ASPRS à San Francisco en 1964. Cette publication éveille aussitôt un intérêt considérable et de nombreux visiteurs viennent observer ses procédures.

Un jour, Martin Entin et John Converse se sont arrêtés pour une démonstration. Harry Buncke venait de transplanter avec succès le gros orteil d'un singe à la place du pouce et John Converse se montre immédiatement admiratif. Il invite Harry Buncke à présenter ce travail à un symposium de transplantation à New York. À cette occasion, Buncke rencontre Lapchinsky, le célèbre chirurgien qui transplante les pattes de chiens en Russie. Avec les encouragements d'Herbert Conway, son ancien chef de service du New York Hospital, il soumet alors son travail de transplantation d'orteil à la main au concours de l'Educational Fondation Scholarship. Harry Buncke pense que c'est un important travail et il est déçu lorsqu'il est refusé par le comité presque un an plus tard, d'autant plus qu'il y a un prix financier.

Il fait savoir sa déception au comité, mais il est récompensé en étant nommé chairman du comité pour les trois années suivantes.

L'intérêt pour les transplantations microchirurgicales et les réimplantations s'étend rapidement aux USA, et au monde entier.

Sun Lee œuvre avec Fischer à Pittsburgh et réalise des transplantations de rein chez le rat. Tamai à Nara au Japon travaille sur la replantation de pattes de chien et la conservation avec les techniques de caisson hyperbare. Les chirurgiens chinois sont également actifs en réimplantation expérimentale et clinique, initialement sans l'utilisation du microscope. Des résidents de Stanford viennent dans le laboratoire de Harry Buncke à l'Institut d'importation d'animaux asiatiques, où Buncke a des projets pour de futures expérimentations. Malheureusement, à Stanford, Gluck décède brutalement des suites d'une intervention pour un cancer du côlon.

Harry Buncke continue ses expériences avec les rats et les singes dans son garage pendant plusieurs années. Il est aidé par son épouse Constance. Après l'invitation de Robert Chase, Buncke apporte son diploscope et cinq de ses singes à Stanford.

Plusieurs résidents montrent un grand intérêt pour la microchirurgie : Roger Friesenthal, Robert Buckholtz, Avron, Daniller, Berish Strauch, Don Murray et d'autres. Harry Buncke demande une bourse à l'Institut national de la Santé afin de transplanter des lambeaux, de l'os, des muscles, des tendons… par des microanastomoses neurovasculaires. Il est à nouveau déçu, car la majorité de ses objectifs a déjà été réalisée. Les chirurgiens de Stanford publient à ce moment leurs propres travaux. Aussi, Buncke transfère son diploscope pour des applications cliniques pour les sutures nerveuses et les réimplantations de doigts. La publication de Tamai au Japon de la première réimplantation de pouce chez l'homme le stimule.

La microchirurgie connaît alors un formidable développement aux États-Unis dans tous les domaines : peau, muscles, os, intestin, nerfs, lymphatiques, transplants composés. Plusieurs autres microchirurgiens américains sont devenus célèbres.

Citons : Sun Lee, Harold Kleinert, Thomas Krizek, Robert D. Akland, Rollin Daniel, Avron Daniller, George Omer, Joseph E. Kutz, Berish Strauch, Julia Terzis, Michael Wood, James Urbaniak, William Lineweaver, Maria Siemionow, Julian J.Pribaz, Roger Khoury, William M. Swartz, et tant d'autres.

RÉFÉRENCES BIBLIOGRAPHIQUES

- (1) Buncke Jr H. J., & Schulz W. P. (1966). Total ear replantation in the rabbit utilizing microminiature vascular anastomoses. Brit. J. Plast. Surg., 19, 15-22.1966.
- (2) Daniel R. K., Terzis J., & Schwarz G. Neurovascular free flaps : A preliminary report. Plast. Reconst. Surg., 1975; 56(1): 13-20.
- (3) Maxwell G. P., Stueber K., & Hoopes J. E. A free latissimus dorsi myocutaneous flap. Plast. Reconst. Surg., 1978; 62(3): 462-466.
- (4) Millesi H. Microsurgery of peripheral nerves. Hand, 1973 ; 5(2) : 157-160.
- (5) Mitz V. & Tessier P. Vascular auto transplant of the omentum to the neck in dogs. An. Chir. Plast. 1974 ; 19(2) : 121-130.
- (6) Wolfe B. M., Szabo Z., Moran M. E., Chan P., & Hunter J. G. Training for minimally invasive surgery: need for surgical skills. Surg. Endos., 1993 ; 7 : 93-95.

1950-1980. USA – Le cœur

C'est l'époque de progrès de la chirurgie du cœur. La première transplantation cardiaque sur l'homme a été faite le 18 janvier 1964 par James Hardy, chirurgien américain à Jackson aux États-Unis : xénogreffe cardiaque. Le cœur d'un chimpanzé avait été transplanté chez un patient ayant une insuffisance cardiaque terminale. Cela a été un échec et le cœur n'a fonctionné qu'une heure. La première transplantation cardiaque utilisant un cœur humain a été réalisée par Christian Barnard, chirurgien cardiaque au Cap en Afrique du Sud, le 3 décembre 1967. Il est suivi par Norman Shumway aux États-Unis quelques mois plus tard. Il réalise également une transplantation cardiaque.

En France, les pionniers sont les professeurs Christian Cabrol et ses collègues à l'hôpital de la Pitié-Salpêtrière, le 27 avril 1968.

Le patient, Clovis Roblain, 66 ans n'a survécu que 53 heures à la transplantation effectuée selon la méthode Barnard pour les sutures et une méthode inédite du Pr Cabrol pour la préservation du cœur prélevé par perfusion des artères coronaires.

Noël Moissonier, 34 ans, né à Lyon, a été transplanté à Lyon en novembre 1968 par le Pr Michaud, à la clinique de chirurgie cardiaque. Les médecins s'interdiront de commenter l'opération, bannissant tout esprit de compétition. C'est un acte médical grave et extrêmement risqué.

Edmond Henry et son équipe, celle-ci est issue de celle du professeur Jouve, à la clinique Cantini, à Marseille, greffent Emmanuel Vitria, le 27 novembre 1968. Ce patient vivra 18 ans et 5 mois.

Les premiers greffés, à de rares exceptions, ne survivaient pas plus de quelques semaines à l'intervention, surtout en raison des rejets : réaction de l'hôte contre le greffon. Les années 1970 voient deux progrès importants : la préservation des cœurs de donneurs grâce au froid, permettant d'effectuer le prélèvement à distance du lieu de la transplantation, et la biopsie endomyocardique permettant le diagnostic précoce du rejet. Le rejet est fréquent dans les premiers mois après la greffe.

La survenue d'un cancer, secondaire à l'immunosuppression, constitue la deuxième cause de décès chez les greffés après 5 ans de greffe. À moyen terme apparaît un athérome du greffon : les artères coronaires se bouchent, entraînant des infarctus du myocarde.

1950-1980. USA – Le foie

Le 1er mars 1963 a lieu la première transplantation hépatique par le Pr Thomas Earl Starzl chez un patient de 3 ans, Bennie Solis, atteint d'une atrésie des voies biliaires ayant conduit à une insuffisance hépatique.

En 1992, Starzl publie un livre *The puzzle people* qui témoigne de l'évolution considérable de la chirurgie de transplantation. Thomas Starzl est un pionnier dès le début de sa carrière. Dès le début, il mène des recherches actives sur la régénération hépatique, puis la greffe de foie. À cette époque, les maladies chroniques du foie sont souvent mortelles. À Denver, Thomas Starzl est soutenu par le chairman du département de pédiatrie, Henry Kempe. L'enfant qu'il opère décède d'une hémorragie à Denver dans le Colorado. En 1963, quatre autres interventions infructueuses sont réalisées chez des adultes.

En 1968, en France, la première greffe de foie est suivie d'une survie prolongée. En 1969, à Louvain, en Belgique, c'est la première transplantation hépatique par les Prs Kestens et Hotte. Le patient atteint d'hépatite B décède un mois plus tard.

Dans les années 1980, l'arrivée de la ciclosporine A, puissant immunosuppresseur, révolutionne les greffes d'organe. Pittsburgh devient le centre pionnier de transplantation du foie.

En février 1984, une greffe hépatique réussit à l'Université catholique de Louvain. En août 1984, c'est la première transplantation hépatique avec un foie réduit. En août 1986, c'est une transplantation hépatique pour atrésie des voies biliaires en Belgique qui rencontre le succès.

Le 22 juillet 1992, une transplantation hépatique avec donneur vivant à l'hôpital Édouard Herriot à Lyon est une franche réussite. De même, en juillet 1993 pour une transplantation hépatique avec donneur vivant.

Cette même année, la première xénotransplantation orthotopique d'un foie de babouin est faite par l'équipe du Pr Thomas Starzl de Pittsburgh. Cela aboutit au décès à 70 jours du malade d'une hémorragie cérébrale.

Puis, grâce à la ciclosporine, les transplantations de foie se poursuivent et permettent des survies prolongées.

L'angioplastie coronaire. 1950.

Prouesse médicale aujourd'hui banalisée, l'angioplastie coronaire consiste à soigner une ou plusieurs des artères qui irriguent le muscle cardiaque, les artères coronaires, quand elles sont rétrécies par des plaques d'athérome. Et cela, sans ouvrir la cage thoracique. L'intervention se réalise à l'aide de sondes acheminées par cathéter jusqu'au site coronaire à traiter. Rapidement, toutes les artères bénéficient d'explorations. Dès 1929, Werner Forssmann ouvre la voie au cathétérisme diagnostique et thérapeutique. En 1953, Seldinger met au point l'angiographie artérielle. En 1964, Charles Dotter réalise le premier cathétérisme thérapeutique d'une artère périphérique. En 1969, Andréas Grüntzig pratique les dilatations artérielles et le 12 février 1974, il dilate une artère fémorale. En 1977, Andréas Grüntzig introduit l'angioplastie coronaire pour la revascularisation myocardique grâce à un cathéter à ballonnet qui dilatera les artères coronaires. Le développement des stents à élution de drogue permet de positionner l'angioplastie comme alternative aux pontages coronariens.

Environ 125 000 angioplasties coronaires sont réalisées chaque année en France indique Gilles Montalescot, cardiologue à l'hôpital Pitié-Salpêtrière. Pour rétablir le débit sanguin normal dans l'artère obstruée, l'angioplastie dilate le rétrécissement à l'aide d'un ballonnet gonflable et la dilatation est maintenue grâce à un ressort métallique nommé stent. Le ballonnet est gonflé pour écraser la sténose. Le stent monté sur le ballonnet est laissé en place pour maintenir l'artère écartée, puis le ballonnet est dégonflé, et retiré. Après l'utilisation d'un ballonnet, une resténose survenait dans 30 % des cas comme le précise le Pr Montalescot. L'artère tend à se reboucher, liée à la prolifération des cellules de la paroi du vaisseau. Il fallait améliorer le stent, d'où les stents actifs. Le grillage métallique est recouvert d'un polymère qui libère progressivement un médicament contre la prolifération intempestive des cellules de la paroi artérielle. Le taux de resténose est aujourd'hui de 5 %. Le Pr Montalescot utilise pour dilater les artères coronaires un ballon à double lumière. En mars 1978 sont réalisées les premières angioplasties coronaires aux USA. Cependant, deux problèmes significatifs surviennent : un taux d'occlusion aiguë par dissection traumatique de la paroi artérielle et un taux de resténose nécessitant une nouvelle angioplastie. Pour éviter ces deux écueils, un étayage intraluminal est proposé. Puis, c'est le stent expansible comportant une structure métallique rigide.

À partir de 1999, la prévention de la thrombose utilise les antiagrégants plaquettaires. Le stent diminue le taux de resténose après ballon, mais il persiste la resténose intrastent. Le stent actif est la solution actuelle : ce sont des endoprothèses à libération d'agents pharmacologiques. Cependant, la thrombose tardive nécessite une nouvelle génération de stent : le stent biorésorbable à libération de drogue, mais la place de ce type de stent n'est pas encore clarifiée.

L'angioplastie coronaire a révolutionné le traitement de la maladie coronaire. L'étape suivante est celle des polymères et des stents entièrement biodégradables. Ils sont absorbés par l'organisme dans les deux ans, car un polymère persistant dans l'artère est pro-inflammatoire. L'autre progrès de l'angioplastie coronaire est après la voie fémorale, la voie radiale : elle réduit de deux tiers le risque d'hémorragie.

Le remplacement valvulaire. 2002.

La dernière révolution de la cardiologie interventionnelle est le remplacement valvulaire aortique percutané implanté en 2002 par le Dr Alain Cribier. Elle s'adresse aux sujets souffrant d'un rétrécissement serré de la valve aortique difficilement opérables par chirurgie en raison de leur comorbidité et de leur âge. Le recul de cette technique est de 20 ans, le résultat est bon.

LES PIONNIERS DE LA MICROCHIRURGIE EN AUSTRALIE

Deux chirurgiens pionniers dominent la microchirurgie en Australie : Earl Owen et Bernard O'Brien.

Bernard O'Brien (1924-1993)

Bernard O'Brien a été un athlète, un sportif de haut niveau, souvent champion, alors écolier. À l'Université de Melbourne, sa ténacité a caractérisé toute sa carrière et lui a valu le surnom de « Champ ». Il a été diplômé en science et en médecine, et est devenu Résident. Il s'entraîne à Melbourne au Saint Vincent's Hospital pendant deux ans, suivi par une période de chirurgie générale. Il s'associe avec l'unité de chirurgie plastique du Royal Melbourne Hospital, puis se rend en Angleterre pour apprendre la chirurgie plastique, d'abord à Oxford, puis à Salisbury avec John Barron en 1957, et en 1958. Ensuite, il part à New York avec Bill Littler comme Résident de la main en 1959. Il s'intéresse à la fonction de la main et à la réparation fonctionnelle de la main.

Il visite les unités chirurgicales d'Europe et de Russie. En 1967, il retourne à Melbourne et débute la recherche dans les micro-anastomoses vasculaires au Saint Vincent's Hospital. Il a une claire vision du potentiel de la microchirurgie en chirurgie de la reconstruction plastique, mais ses ambitions agacent les autorités de l'hôpital et limitent ses horizons. C'est un maître dans l'organisation du temps. Il engage un chauffeur pour qu'il puisse travailler pendant les trajets, une infirmière pour l'assister dans la chirurgie et une secrétaire bien avant qu'il ait un revenu fixe à l'hôpital. O'Brien engage en outre un spécialiste avec ses propres deniers pour mettre au point la réparation des petits vaisseaux. Avec son revenu au St Vincent's Hospital et l'aide du professeur de chirurgie Dick Bennett, il organise la recherche animale dans les techniques de réparation microvasculaire, les études histologiques et le développement de l'instrumentation qui lui permettent ses premières publications dans ce domaine. Montrant son dynamisme, il convainc les entrepreneurs de sa mission et forme la Microsurgery Foundation en 1970 qui mène à la Microsurgery Research Centre. Il recrute une équipe de collègues chirurgiens, de scientifiques. Rapidement, ses travaux de recherches ont de grandes qualités et sont appréciés dans le monde entier. Beaucoup de ses élèves retourneront dans leur propre pays et deviendront célèbres comme chefs internationaux dans le domaine de la microchirurgie. Il a formé plus de 100 élèves en un an. Ils sont issus de plus de 20 différents pays. Sa recherche est prodigieuse. Très vite, il obtient une bourse du gouvernement. En 1972, il crée une Fondation de microchirurgie pour effectuer ses recherches. Cette année-là, il se rend en République populaire de Chine, avant les chirurgiens américains. Il est très inspiré par les travaux chinois qui sont prometteurs. Il crée un programme d'actualité pour former les chirurgiens plasticiens à la microchirurgie clinique et à la recherche. Au total, plus de 200 spécialistes sont venus à Melbourne pour se former avec Bernard O'Brien. Beaucoup de sommités internationales ont été formées au Saint Vincent's Hospital à Melbourne. O'Brien s'est intéressé à un grand nombre d'applications microchirurgicales, dont les lymphœdèmes. Il a publié plus de 300 articles internationaux et chapitres de livres ayant un succès mérité. À cela, s'ajoutent deux livres plusieurs fois réédités et traduits en plusieurs langues. Il est élu président de l'International Society of reconstructive Microsurgery. Il développe une énergie prodigieuse et une détermination sans faille. En dépit de ses troubles visuels d'origine héréditaires qui se sont aggravés avec le temps, il a poursuivi sa tâche avec détermination, humour et enthousiasme jusqu'à son décès en 1993 des suites d'un cancer du poumon. Il ne s'est jamais prévalu d'avoir décrit le premier tel ou tel lambeau. Cela ajoute à son prestige.

Bernard O'Brien nous a quittés le 14 août 1993 à l'âge de 68 ans. Il a eu une carrière gigantesque et il a fait des efforts permanents peu habituels.

Earl Owen (1934-2014)

Earl Owen a travaillé en Australie et aux États-Unis. La microchirurgie a débuté en 1920 avec les microscopes ordinaires tels que celui du Suédois Nylen, qui a été utilisé pour les greffes de cornée. Dès 1950, les microscopes sont utilisés pour la chirurgie des petits animaux. Entre 1950 et 1960, les gynécologues utilisent un microscope opératoire monoculaire pour examiner le col utérin. Puis, les chirurgiens ORL utilisent le microscope Zeiss OPMI-1 pour les opérations délicates.

Après 1950, les anastomoses vasculaires de 1 mm deviennent possibles sur les artères du rat (Julius Jacobson, Harry Buncke, puis Sun Lee). Earl Owen visite l'usine de microscope Carl Zeiss en Allemagne, avec des projets de double microscope binoculaire motorisé, avec contrôle au pied. Le premier microscope Zeiss OPMI-2 est fabriqué spécialement pour lui en 1965 et il est envoyé au London Great Ormond St Children's Hospital.

Harry Buncke a demandé à Zeiss de relier deux microscopes OPMI-1, de façon à ce que deux chirurgiens puissent voir et travailler ensemble, mais chacun devait modifier le focus et le grossissement avec des boutons de réglage.

En 1965, Earl Owen utilise à Londres le double microscope opératoire Zeiss, les nouveaux micro-instruments et les fils fins, pour des chirurgies de reconstruction chez des enfants prématurés présentant des malformations congénitales sévères. En 1969, il fait de même au Sidney Children's Hospital. À Londres, les compétences techniques du nouveau microscope motorisé sont appliquées au centre de recherche immunologique du Royal College of Surgeons où Owen l'utilise avec ses instruments pour la transplantation de rein chez le rat, chez le lapin et chez la souris, réalisant des transplantations de cœur auxiliaire et des transplants de rein. Il réalise les recherches débutantes sur l'immunosuppression par l'azathioprine®.

Le 27 juillet 1965, Tamai et Komatsu au Japon réussissent une réimplantation microchirurgicale d'un pouce complètement amputé.

En 1967, Earl Owen donne sa première conférence officielle sur Microchirurgie dans le futur. Il est invité par Woodruff de l'Université d'Édinbourg. Il prévoit des améliorations dans l'immunosuppression. Il pense que la microchirurgie sera capable de transplanter le cœur, le foie, d'autres organes et même des structures composées comme des mains, des membres, la face, le scalp, et peut-être de faire des xénotransplantations.

En 1968, Yasargyl en Suisse utilise le microscope OPMI-2 pour les opérations neurochirurgicales.

En 1969, Earl Owen organise son atelier annuel d'enseignement de microchirurgie à l'Université de Sydney pour le staff des départements des Universités d'Australie. Vingt-six chirurgiens sont présents dont Bernard O'Brien et Ian Taylor, Lendvay, Vickers et

Kapila, c'est-à-dire le fleuron de la microchirurgie australienne. En 1970, Earl Owen dirige le service de réimplantation de Sydney à l'hôpital Prince de Galles. Au début, l'activité est modeste : il y a un patient par semaine. Puis, des patients viennent régulièrement de tout le pays. Earl Owen utilise la microchirurgie pour traiter l'infertilité, les lésions traumatiques, certaines lésions de la chirurgie générale de toute l'Australie. Des patients viennent de Nouvelle-Zélande pour des réimplantations de membres et aussi pour la chirurgie plastique. Earl Owen est appelé par les chirurgiens pour réparer les canaux biliaires, les lésions de l'uretère, les nerfs périphériques. Il a aussi permis la naissance d'un nombre important d'enfants grâce à la microvasovasostomie. En 1972, il réalise chez les femmes la réparation tubaire après ligature de trompes, permettant la naissance de plus de 1 500 enfants. À partir de 1969, Owen a enseigné dans tous les États d'Australie et il a initié la Fondation de recherche en microchirurgie d'Australie (institution de charité officielle). Celle-ci donne de l'argent et de l'équipement pour établir des centres de microchirurgie dans l'hôpital majeur de chaque État, permettant d'équiper Bernard O'Brien à l'hôpital St Vincent's à Melbourne, et David Vickers dans l'unité microchirurgicale de l'hôpital général de Brisbane.

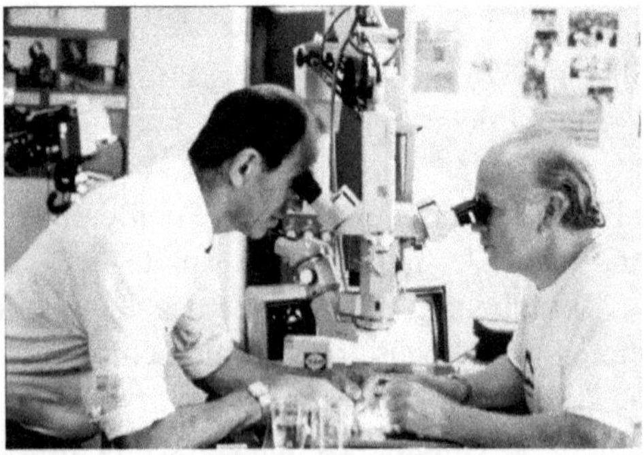

Le Pr Earl Owen (à droite) avec le Pr Georgio Brunelli (Italie)
© M. A. Germain.

Plusieurs microchirurgiens sont célèbres en Australie. Parmi eux, citons : Paul Lendway (Sydney), Wayne Morrisson (Melbourne), Grayne Miller (Melbourne), Barrie Milroy (Sydney).

LES PIONNIERS DE LA MICROCHIRURGIE AU JAPON

Au Japon, les chirurgiens plasticiens, les chirurgiens orthopédistes et les chirurgiens ORL réalisent de la microchirurgie de reconstruction depuis longtemps, depuis 1950.

Il s'agit surtout de la chirurgie reconstructrice pour la face, le cou, les seins. Les chirurgiens orthopédistes pratiquent la chirurgie de reconstruction de la main et les plasticiens font la reconstruction après amputation de doigts, et de main. En 1959, Tamai développe les réimplantations des extrémités amputées. En 1965, Tani et Krisek rapportent un transplant microchirurgical vascularisé chez le chien. C'est la première étude au monde et ces chirurgiens sont les précurseurs du transplant inguinal.

Quelle est la composition de ce transplant ? Il comporte tous les tissus de la paroi abdominale : muscle, fascia, peau, glandes mammaires. Les vaisseaux épigastriques superficiels sont anastomosés à l'artère et à la veine fémorale profonde. Le diamètre est compris entre 0,6 et 1,2 mm pour l'artère et 2 à 4 mm pour les veines. Les anastomoses veineuses étaient termino-latérales. Le microscope Zeiss était utilisé avec un grossissement de 6x à 10x ce qui permettait d'écarter l'adventice des vaisseaux du lambeau et des vaisseaux receveurs, et facilitait la réalisation d'anastomoses avec des fils de nylon 7-0.

En 1965, Tamai effectue la première réimplantation d'un doigt complètement amputé marquant ainsi le début de la microchirurgie clinique de succès au Japon. Le patient était un homme de 28 ans qui avait subi une amputation du pouce gauche avec une machine à couper l'acier. L'amputation siégeait au niveau de l'articulation métacarpophalangienne. Deux artères digitales et deux veines ont été suturées en termino-terminale avec du fil de soie et du fil de nylon monofilament 8-0. Le grossissement était compris entre 10 et 16 fois. Après 200 jours de recul, une importante atrophie et une perte de sensibilité, le blessé pouvait pincer les objets.

En 1967 paraît la contribution de la vascularisation axiale et des perforantes. Fujino T. publie la participation de la vascularisation axiale de vaisseaux perforants pour les lambeaux. Les chirurgiens japonais utilisent un type standard de lambeau dans leurs expériences. Dans chaque étude, ils créent une altération circulatoire dans un des trois composants de la circulation de la peau : d'abord l'artère et la veine axiale, puis les artères et veines cutanées, et finalement l'artère, et la veine perforante. Ils produisent aussi une altération isolée de l'artère ou de la veine axiale, et étudient les autres constituants importants, les vaisseaux perforants, dans le but de déterminer la contribution relative de l'artère axiale comparée à celle de la veine axiale. Ils mentionnent que deux facteurs importants dominent les résultats expérimentaux : l'importance des vaisseaux perforants et l'importance de la veine axiale comparée à celle de l'artère axiale.

Début 1970, Harii débute la chirurgie plastique. Il contribue à établir et à développer la microchirurgie. Dans le monde, les transplants microchirurgicaux ne sont rapportés qu'en 1972. En effet, deux rapports de transplantations avec succès sont publiés en 1973 : un transplant inguinal avec succès par Daniel et Taylor le 20 juin 1973 (c'est le premier cas de transplant tissulaire microchirurgical) et l'autre est un transplant inguinal réalisé par O'Brien.

En 1974, Harii rapporte un transplant microchirurgical avec succès. Ce sont les microchirurgiens japonais qui ont proposé les lambeaux avec vaisseaux perforants. Ils étaient largement utilisés dans les années 1990. En 1976, Harii rapporte la première transplantation du muscle gracilis avec les anastomoses vasculaires et nerveuses pour le traitement de la paralysie faciale.

C'est la première publication dans le monde d'un transfert de muscle entier chez des patients ayant cette paralysie faciale. Le muscle est transplanté immédiatement au site receveur. L'artère et la veine sont anastomosées à l'artère, et à la veine temporales superficielles de façon termino-terminale avec du fil monofilament de nylon 10-0. Lors de la même opération, les nerfs donneurs et receveurs sont suturés avec une ou deux sutures de nylon 10-0. Un an après l'opération, les patients opérés sont convoqués : ils peuvent mobiliser le coin de leurs bouches paralysées. L'étude EMG avec des aiguilles dans le muscle transplanté montre des pics d'activité un an après l'intervention, mais ils sont de bas voltage.

En 1976, c'est la transplantation de muscle chez le chien adulte.

Le transplant microchirurgical de muscle est rapporté par Kobo, Ikuta et Tsuge comme la première publication au monde sur ce sujet. Utilisant le muscle biceps et le muscle crural de chiens adultes, ils anastomosent les vaisseaux et les nerfs moteurs à ces muscles. Ils décrivent leur expérience de la transplantation de 43 muscles avec microanastomoses vasculaires et nerveuses. Ils observent que les muscles transplantés peuvent retrouver un aspect histologique et électromyographique normal, ce qui va transformer la vie de certains patients.

Le 23 mai 1975, Ikuta affirme avoir réalisé un transplant libre de muscle grand pectoral dans un cas de syndrome de Volkmann sévère pour permettre la flexion du pouce et des quatre autres doigts. Cinq mois après l'opération, une flexion efficace du pouce et des autres doigts est observée. Le patient peut tenir un stylo et écrire sans difficulté.

La réimplantation microchirurgicale d'un pénis et d'un scrotum complètement amputé est rapportée par Tamai S en 1977. C'est le premier cas publié dans le monde.

À la fin de 1976, treize réimplantations primitives de pénis complètement ou partiellement amputés ont été rapportées. Cependant, celles-ci ont été réalisées comme des greffes composées et sans anastomose neurovasculaire. L'originalité de Tamai est d'avoir sauvé un pénis et un scrotum en utilisant une réparation neurovasculaire microchirurgicale. Un garçon de 24 ans, schizophrène, se fait plusieurs plaies de la paroi abdominale et de son pénis avec un couteau de cuisine. Son pénis et son scrotum ont été amputés d'une pièce à la base. Tamai expose une artère profonde localisée dans le corps caverneux droit. En utilisant un microscope opératoire, il l'anastomose avec un grossissement de 16 fois. L'artère mesure seulement 0,5 mm de diamètre externe. Du fil de nylon de 18 microns est utilisé pour placer 4 points pour l'anastomose. Puis, il trouve une veine dorsale de 3 mm de diamètre et l'anastomose avec du fil de 25 microns. Deux nerfs dorsaux et deux artères dorsales mesurant 0,8 mm de diamètre sont aussi suturés. Cinq mois après la réimplantation, bien que la peau soit encore légèrement œdémateuse, la sensation du piqué touché est bien revenue au niveau du gland du pénis.

La classification des lambeaux cutanés est publiée par Nakajima en 1986.

Le succès des lambeaux fascio-cutanés est basé sur l'existence d'un maillage vasculaire épifascial, avec une vascularisation sûre. Cependant, il n'y a pas eu de classification de l'anatomie vasculaire entre la peau et le fascia, et il y a eu des confusions concernant la nomenclature vasculaire de la peau. Nakajima divise les systèmes vasculaires concernant la circulation cutanée en quatre catégories. Ceci permet la classification des lambeaux cutanés en cinq types (cutané, fascio-cutané, adipo-fascial, septo-cutané et musculo-cutané). Cette classification a montré sa réalité en clinique.

En 1985-1995, c'est le développement du lambeau perforant au Japon. En 1985, Koshima trouve que le concept de lambeau perforant peut être appliqué aux lambeaux musculo-cutanés. Il montre que le lambeau perforant de l'artère épigastrique inférieure profonde (DIEP), le lambeau perforant de l'artère glutéale (GAP) et le lambeau perforant de l'artère thoraco-dorsale (TAP) sont différents des lambeaux musculo-cutanés habituels. En 1989, le lambeau cutané de l'artère épigastrique inférieure sans le muscle grand droit de l'abdomen est ainsi décrit. Koshima est le précurseur du lambeau perforant.

Un lambeau cutané de l'artère épigastrique inférieure sans muscle de grand droit de l'abdomen pédiculé sur les vaisseaux perforants a été utilisé chez des patients. Un grand lambeau sans muscle correspondant peut survivre sur un simple pédicule perforant. En 1993, le lambeau libre antérolatéral de cuisse est décrit.

Koshima I. rapporte l'utilisation de lambeaux libres antérolatéral de cuisse pour reconstruire 22 cas de perte de substance cervico-faciale. Ce lambeau lui semble idéal pour la reconstruction de la cavité buccale : plancher de bouche, langue, œsophage. Ce lambeau lui semble utile en le combinant avec l'os iliaque comme lambeau ostéocutané avec un double pédicule vasculaire pour la reconstruction des pertes de substance de la mandibule associée à un large défaut cutané. En 1993, il décrit les lambeaux libres combinés chimériques.

Dans les années 1980, au Japon, le développement des transplantations microchirurgicales de tissu a rendu possible la reconstruction de pertes de substance composées massives à l'extrémité cervico-céphalique après des résections tumorales ou après traumatismes, nécessitant des reconstructions majeures.

Les lambeaux composés chimériques utilisant la microchirurgie consistent en deux ou davantage de lambeaux ou de tissus, chacun comportant un pédicule isolé, mais avec une source vasculaire unique. Ces lambeaux sont anastomosés l'un à l'autre.

En 1993, Koshima propose une nouvelle catégorie de lambeaux perforants, qui ont seulement un court pédicule perforant ou un pédicule perforant, et un court segment perforant (moins de 3 cm de longueur) d'un gros vaisseau.

Ces types de lambeaux incluent le lambeau Diep avec un court pédicule épigastrique inférieur profond, le lambeau TA avec un court vaisseau thoraco-dorsal, le lambeau de tenseur de fascia lata (TFL) avec un court pédicule perforant, le lambeau antébrachial radial avec un court pédicule perforant, le lambeau antérolatéral de cuisse (ALT) avec une branche descendante courte, et le lambeau GAP avec un court pédicule.

En 1995, Koshima utilise le lambeau antérieur de cuisse pour reconstruire les pertes de substance accompagnées par un dégât majeur de vaisseau des extrémités. Ces lambeaux ont de longs vaisseaux perforants (qui sont la branche descendante du système fémoral circonflexe latéral) qui peuvent être interposés dans la brèche vasculaire des extrémités et qui sont composés anatomiquement par le muscle fémoral droit.

En 1999, le lambeau perforant de latissimus dorsi est étudié. Koshima rapporte l'effet de la méthode de traversée des pédicules l'un après l'autre. Les lambeaux perforants de latissimus dorsi étaient utilisés pour des pertes de substance compliquées des jambes. Ce lambeau a de petites quantités de muscle avec une quantité considérable de graisse réséquée pour faire un lambeau fin. De plus, ce lambeau comporte plusieurs branches des vaisseaux sous-scapulaires qui sont interposées avec les vaisseaux receveurs des jambes. En 2001, Koshima publie la méthode de lambeau libre perforant de tenseur de fascia lata. Il est utilisé avec succès pour la couverture de perte de substance des extrémités. Ce lambeau n'a pas de composant musculaire, il est vascularisé par des perforantes de la branche transverse du système fémoral circonflexe latéral. Les avantages de ce lambeau comportent une morbidité minime de la zone donneuse, la préservation de la fonction motrice, la possibilité d'affiner le lambeau en excisant l'excès du tissu graisseux, et une cicatrice de la zone donneuse qui peut être dissimulée.

En 2001, le lambeau plantaire médian est étudié. Koshima rapporte l'utilisation du lambeau perforant plantaire médian en chirurgie reconstructrice. Ces lambeaux perforants ont été transférés avec succès pour la couverture de perte de substance de tissus mous des doigts et du pied. Ces lambeaux perforants n'ont pas de composante fasciale et sont vascularisés seulement par des perforantes du vaisseau plantaire médial, et une veine cutanée, ou avec un petit segment du vaisseau plantaire médial.

C'est le premier rapport d'un nouveau lambeau libre à perforante plantaire médiale transférée par anastomose d'une petite artère perforante et d'une veine cutanée pour réaliser une couverture stable.

En 2003, le lambeau libre perforant glutéal est étudié. L'utilisation de tissu mou glutéal comme lambeau libre musculo-cutané pour la reconstruction du sein fut introduite par Fujina en 1976. Koshima rapporte le premier un îlot de perforant glutéal. C'est un lambeau intéressant pour la réparation d'une escarre sacrée. Il est publié en 1993. Et en 2003, il présentait deux malades avec un transfert avec succès de lambeau libre d'artère glutéale perforante avec un court et petit pédicule de moins de 1 mm de diamètre réalisé l'un pour une perte de substance du pied et l'autre pour une augmentation du contour facial. Le lambeau perforant est une méthode nouvelle. Si nécessaire, le dégraissage excepté autour des vaisseaux perforants du lambeau peut être réalisé par exérèse de tissu graisseux. Ainsi, un lambeau glutéal adipeux basé sur le pédicule vasculaire est possible pour corriger des difformités en dépression du visage.

En 2001, Koshima rapporte le transfert d'un lambeau perforant plantaire médian. En 2004, Inada publie l'utilisation de lambeaux perforants libres dorso-cubitaux en chirurgie reconstructrice. Actuellement, ces lambeaux perforants sont utilisés en chirurgie reconstructrice majeure. Le lambeau veineux est aussi utile pour la reconstruction de la surface palmaire ou de l'extrémité de doigt. En 1998, Nakazawa rapporte l'efficacité d'un lambeau veineux de la surface palmaire pour la reconstruction d'une extrémité de doigt. Yokohama rapporte la possibilité de la restauration de la sensibilité en utilisant des lambeaux veineux plantaires médians pour la reconstruction de la surface palmaire ou des doigts. Depuis, cette méthode a considérablement été améliorée. L'utilisation d'un lambeau veineux plantaire médian pour reconstruire une perte de substance de la surface palmaire ou des doigts permet de serrer dans sa main un objet sans glissement, avec une force qui peut résister à la friction, et produit un effet de coussin grâce à la graisse du lambeau.

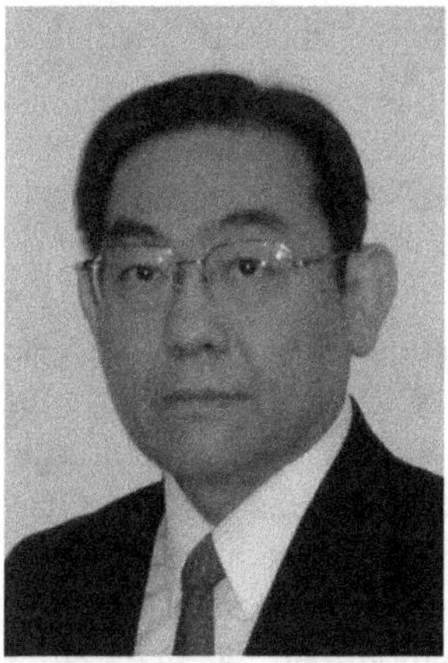
Professeur Hosaka © Yokayama.

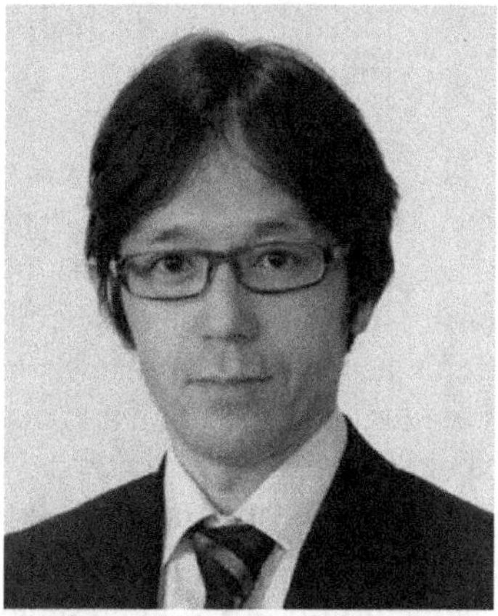
Professeur Yokayama © Yokayama.

La restauration sensitive peut être anticipée grâce à ce lambeau.

Par la suite, le Pr Yokohama et le Pr Hosaka rapportent une méthode simple pour prélever un lambeau veineux plantaire médian avec des veines communicantes et en précisant la localisation des veines communicantes. Le lambeau veineux plantaire médian est souhaitable pour la reconstruction de la surface palmaire des doigts. Cependant, il est parfois difficile de détecter et de disséquer la veine sous-cutanée distale. Dans une telle situation, la veine communicante peut être utilisée comme veine distale pour le lambeau. La localisation des veines communicantes du système veineux profond est étudiée sur le cadavre et sur le patient par l'image Doppler.

Les chirurgiens japonais ont été des pionniers extrêmement dynamiques. De nombreux chirurgiens japonais ont permis un développement rapide de cette discipline.

- Kiyonory Harii de la Kyorin Uninersity-Hongo, Tokyo ;
- Yoshikazu Ikuta de l'Hiroshima Hand and Microsurgery Center, Hiroshima;
- Kitaro Ohmori du Tokyo Metropolitan Police Hospital, Tokyo;
- Kazuteru Doi de l'Ogori Daichi General Hospital, Yamaguchi City;
- Susumu Tamai du Nara Microsurgery-Hand Surgery Institut, Hyakuraken, Nara;
- Isao Koshima de la Plastic and Reconstructive Surgery Medical School, Okayama;

- Tadao Kojima du Jikei à l'University School of Medicine, Tokyo.

La Société japonaise de microchirurgie date de 1987 et remplace une société préexistante. Le nombre de membres est de plus de 1289, avec 618 chirurgiens plasticiens et 524 orthopédistes. En avril, un congrès annuel de chirurgie plastique et reconstructrice se réunit au Japon et organise les discours, les conférences et les présentations. La réunion annuelle de la Société de microchirurgie japonaise se tient en octobre. Durant ce congrès, des chirurgiens plasticiens et orthopédistes assument alternativement le poste de président du congrès chaque année et de nouveaux concepts microchirurgicaux sont présentés. Ces réunions permettent d'élargir la connaissance et de développer la dextérité des chirurgiens.

RÉFÉRENCES BIBLIOGRAPHIQUES :

- Harii K., Ohmori K. & Ohmori S. Successful clinical transfer of ten free flaps by microvascular anastomoses. Plastic and Reconstructive Surgery. 1974. 53. 259-270.
- Ikuta Y., Kubo T. & Tsuge K. Free muscle transplantation by microsurgical technique to treat severe Volkmann's contracture. Plastic and reconstructive Surgery. 1976. 58. 407-411.
- Komatsu S. & Tamai S. Successful Replantation of a completely Cut-off thumb. Plastic and reconstructive Surgery. 1968. 42. 374-377.
- Koshima I., Tsutsui T., Nanba Y. et al. Free radial forearm osteo cutaneous perforator flap for reconstruction of total nasal defects. Plastic Reconstruct Surg. 2002. 18. 585-590.
- Yokoyama T., Hosaka Y. & Servant J. M. A simple method for harvesting medial plantar venous flap: usefulness of preoperative ultrasound imaging and communicating veins. Annals plastic Surgery. 2008. 60. 379-385.
- Yokoyama T., Hosaka Y., Kusano T et al. Finger-Palmar Surface of reconstruction using medial Plantar Venous Flap Possibility of Sensory Restoration without Neurorrhaphy. Annals Plastic Surgery. 2006. 57. 552-556.

LES PIONNIERS DE LA MICROCHIRURGIE EN CHINE

La Chine a longtemps été isolée pour des raisons politiques. Cependant, la nécessité de réimplantations des membres a obligé ce grand pays à s'investir. J'ai pu réaliser trois séjours scientifiques en République populaire de Chine.

Deux types d'anesthésies ont été utilisées là-bas : l'anesthésie épidurale a été employée pour l'essentiel ; l'autre mode d'anesthésie est le bloc du plexus brachial. L'anesthésie générale est rarement utilisée et l'acupuncture est d'utilisation insignifiante.

Avant 1950, rien n'existe en microchirurgie en Chine. En janvier 1963, le sixième hôpital du Peuple de Shanghai rapporte le premier cas de réimplantation d'une main complètement amputée dans le *Chinese Medical Journal*. Ce travail a été réalisé par le Pr Chen. (1925-2002) et ses assistants.

Entre 1963 et 1979, le sixième hôpital du Peuple de Shanghai a réalisé la réimplantation de 250 membres. Le taux de succès a été de 86,5 %. Deux facteurs expliquent ce succès : un sentiment très fort pour soutenir la classe ouvrière et l'amélioration dans le traitement des traumatismes de la main.

Après ce succès, le Premier ministre Zhou Enlai reçoit le personnel médical qui a réussi l'opération et le ministre de la Santé leur remet une récompense de 20 000 US dollars. Un laboratoire de recherche en microchirurgie est alors créé.

Pour améliorer le taux de succès des réimplantations, selon l'avis de chirurgiens, il faut améliorer la perméabilité des anastomoses vasculaires. L'expérimentation a comporté la réimplantation d'oreilles de lapin et l'anastomose de l'artère fémorale chez le rat, mais il manquait les instruments, le microscope opératoire, les fils de suture et les aiguilles fines, car les aiguilles initiales étaient trop grosses.

Pour des raisons politiques, la Chine est séparée des pays de l'Ouest. Il a fallu que le pays compte sur ses propres efforts et sur la créativité de ses chirurgiens. En 1964, grâce aux compagnies d'instruments médicaux et les compagnies d'aiguilles de suture de Shanghai, la première génération d'instruments microchirurgicaux est produite en Chine et la compagnie de suture médicale fabrique un fil de nylon 10-0. La réimplantation microchirurgicale progresse dès lors en Chine. D'autres progrès apparaissent : réimplantations de doigts, de segments de membres, et reconstruction de pouces avec le deuxième orteil.

En 1965, la réimplantation d'un doigt amputé est réalisée avec succès. Puis, viennent l'heure de la réimplantation de plusieurs doigts et la reconstruction de pouces grâce au deuxième orteil.

En 1973, la production massive en Chine de diploscopes binoculaires et d'instruments permet un développement rapide de la microchirurgie. En juillet 1975, le transplant de muscle grand pectoral est pratiqué pour syndrome de Volkmann par le sixième hôpital du Peuple. Le Pr Chen étudie au second collège médical de Shanghai, puis à l'hôpital Lister.

En 1977, le 9e hôpital du Peuple répare une perte de substance de l'œsophage cervical et thoracique par un transplant libre d'iléon vascularisé, et un transplant d'épiploon pour reconstruire une perte de substance d'œsophage cervico-thoracique est réalisé. La même année, le 6e hôpital du Peuple de Shanghai traite la perte de substance d'os long et une pseudarthrose congénitale du tibia par transplant libre de fibula vascularisée.

D'autres progrès voient le jour : des reconstructions pluridisciplinaires avec le lambeau du dos du pied notamment. Le transplant de fibula ou de crête iliaque, le transplant d'orteil sont également pratiqués.

Toujours cette année-là, l'hôpital Chi-Swei-Tang de Pékin réussit un transplant d'omentum pour couvrir un large scalp. Puis, cet hôpital réalise un transplant de périoste pour traiter une pseudarthrose congénitale du tibia. L'hôpital Chung Shan à Kuang Chow traite un lymphœdème secondaire par anastomose lymphatico-veineuse avec succès. En chirurgie urologique, la cryptorchidie est traitée par autotransplantation testiculaire. L'impuissance est opérée par anastomose de l'artère épigastrique inférieure avec l'artère du pénis. En neurochirurgie, en cas d'ischémie cérébrale, une anastomose entre artères extra et intracrâniennes donne des résultats encourageants.

La microchirurgie en Chine connaît un développement variable selon les régions et un certain nombre de centres sont choisis pour développer la microchirurgie : à Shanghai dans le sixième hôpital du Peuple et le neuvième hôpital du Peuple ; à Pékin et Kuang Chow.

En 1980, j'ai visité, à Shanghai, des services de malades transplantés du foie en particulier, mais les hôpitaux manquaient de médicaments antirejet.

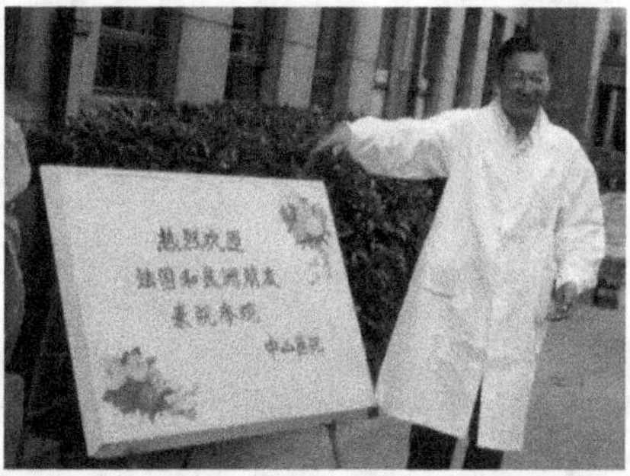

Visite en République Populaire de Chine. L'accueil par le Pr Chen.
Hôpital du Peuple n°6 à Shanghai © M. A. Germain.

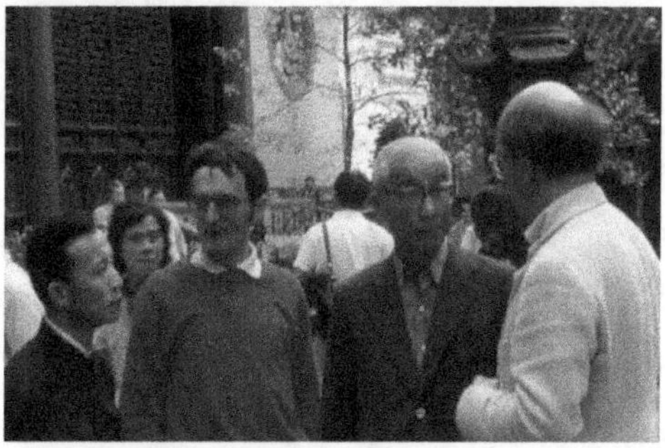

Pr Chang à Shanghai entouré du Pr James Steichen (USA)
et du Pr Michel Germain. Hôpital du Peuple n°9 © M. A. Germain.

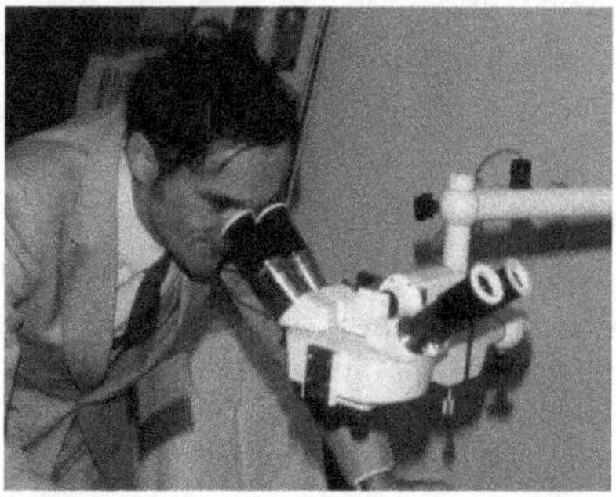

Michel Germain utilisant un microscope chinois.
Hôpital du Peuple N°6. Shanghai © M. A. Germain.

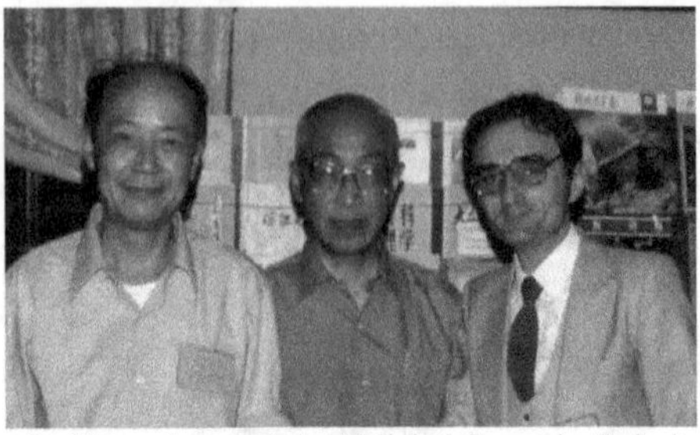

Le Pr Chang (au centre) et Michel Germain (à droite).
Hôpital du Peuple n°9. Shanghai © M. A. Germain.

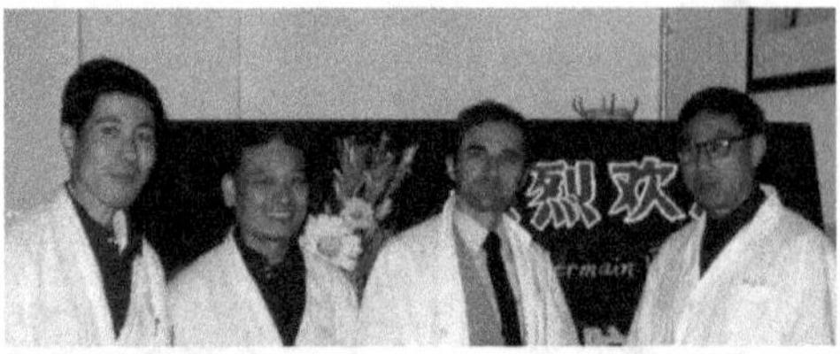

Michel Germain et des professeurs de microchirurgie. Shanghai.
Miniconférence sur les progrès techniques en microchirurgie,
© M. A. Germain

Nous devons ces précisions au Pr Chen (Hôpital du Peuple n°6). Il m'a beaucoup aidé. Nous conversions en anglais.

En 1977, le Pr Chen est le premier à traiter une pseudarthrose congénitale du tibia par transplant vascularisé de péroné chez l'homme. D'autres transplants osseux vascularisés ont été réalisés : iliaques, péronés, côtes, crêtes scapulaires, métatarses.

Ces transplants facilitent la consolidation, préviennent l'infection, résistent à la résorption. En 1982, le Pr Chen réalise le lambeau de crête iliaque avec les vaisseaux circonflexes iliaques profonds dans la nécrose aseptique de la tête fémorale.

Les indications des transplants osseux vascularisés sont les pertes de substance dues aux traumatismes. Ils permettent la reconstruction après résection de tumeurs osseuses, lors d'une ostéomyélite, lors d'une pseudarthrose congénitale des os longs, et le traitement des nécroses de la tête fémorale.

En 1975, c'est le premier cas de transplant musculaire vascularisé en Chine. Le Pr Chen a utilisé le transplant de muscle grand pectoral pour reconstruire les muscles fléchisseurs pour syndrome de Volkmann, la paralysie faciale, les lésions du plexus brachial. L'évolution a montré la récupération des fonctions motrices de la main et la reprise du travail. Le muscle donneur doit être prélevé avec le nerf moteur ayant la même structure que le nerf receveur. Le transplant myocutané couvre une plaie étendue.

Entre janvier 1963 et décembre 1979, le sixième hôpital du Peuple de Shanghai réalise la réimplantation de membres chez 249 blessés. Le taux de succès est de 86,5 %. Cela concerne 215 membres supérieurs et 35 membres inférieurs. L'étude des cas montre que le taux de succès dépend de la nature du traumatisme et de la durée de l'ischémie. Les âges extrêmes des blessés sont de 42 jours et 74 ans. En 1972, une délégation chinoise de microchirurgie est invitée en Amérique du Nord. Dès lors, les échanges médicaux « Chine-Amérique » interdits jusqu'alors pour des raisons politiques se développent.

En 1978, le Pr Chen est honoré du titre de « Père des Réimplantations » lors du congrès international de la chirurgie de la main à Rotterdam. En 1983, l'équipe du Pr Chen a réalisé plus d'un millier de réimplantations des membres et des doigts. En Chine, le nombre des membres réimplantés est estimé à plus de 10 000. La réimplantation de membre est indiquée si les conditions générales et locales le permettent :

- lit vasculaire intact ;
- membre bien préservé ;
- délai depuis l'amputation sans lésion cellulaire irréversible ;
- espoir de récupérer la fonction du membre après la réimplantation.

La réimplantation de membre doit être bien planifiée avec un débridement méticuleux. L'os doit être raccourci pour permettre les sutures vasculaires et nerveuses sans tension. Les tendons et les muscles doivent être suturés avec une tension physiologique.

L'ostéosynthèse doit être interne. Les artères et les veines principales doivent être réanastomosées dès que possible. Le rapport correct entre le nombre de veines et le nombre d'artères anastomosées doit être de 1 à 1,5. Pour réduire la perte sanguine, il est conseillé d'anastomoser d'abord une veine majeure avant l'anastomose artérielle. Le lit vasculaire doit être irrigué avec du sérum hépariné par l'artère sectionnée. Les sutures sont réalisées sous microscope opératoire, par des points séparés de fils de 9-0 à 11-0. Lorsqu'il existe une perte de substance vasculaire, un greffon veineux est utilisé et interposé. Si un spasme survient, sur l'artère, une irrigation sous pression est utilisée pour dilater le vaisseau. Les muscles principaux, les tendons et les nerfs sont réparés durant la réimplantation. Pour la suture de la peau, des incisions de décharge des fascias et de la peau sont réalisées pour éviter la tension et les syndromes de loge. Des greffes de peau mince et des plasties en Z sont utilisées si besoin.

En Chine, la réimplantation est une opération courante.

En 1966, Yang reconstruit un pouce avec un transplant de second orteil. De nombreux cas ont ensuite été rapportés. Plusieurs techniques sont décrites : transplant de second orteil, transplant d'ongle vascularisé, transplant osseux vascularisé. La sélection de la méthode dépend de trois facteurs : la nature de la perte de substance, la préférence du chirurgien et l'avis du malade. Pour les pertes de substance des doigts, le Pr Chen utilise des métatarses autologues tandis que le Pr Yu préfère des prothèses métalliques. Tous les deux ont eu de bons résultats. En cas de perte totale de la main, plusieurs orteils sont utilisés et sont transférés sur l'avant-bras pour récupérer une fonction. La vascularisation artérielle de la pulpe des doigts bien connue a un intérêt dans la réimplantation distale ou dans des réimplantations distales ou des lambeaux locaux de couverture. Les deux artères collatérales palmaires se réunissent devant la phalangette en regard de l'insertion terminale du fléchisseur profond en X ou en H. À partir de cette arcade pulpaire, plusieurs artérioles de disposition longitudinale se dirigent vers l'extrémité distale du doigt. Ces vaisseaux d'un calibre souvent supérieur à 0,5 mm peuvent être suturés et sont donc utilisés lors des réimplantations distales. Ils peuvent contourner le doigt pour s'anastomoser avec les branches issues d'une arcade dorsale. En pratique, il n'existe pas de limite distale à la réalisation des réimplantations. Les artères collatérales palmaires présentent souvent des flexuosités, et évitent le recours au pontage lors des réimplantations. Les amputations distales des doigts sont traitées par greffes composées. Lorsqu'une replantation digitale est impossible, les amputations distales des doigts peuvent être traitées efficacement par une greffe composée de l'extrémité distale amputée. C'est le cas lorsque le niveau d'amputation passe par la houppe de P3 et emporte partiellement, ou totalement l'appareil unguéal. La reposition est pratiquée sous anesthésie locale. Les greffons reposés sont revascularisés avec un bon résultat esthétique et fonctionnel. Ce repositionnement greffe est simple et fiable.

À partir de 1973, les transplants tissulaires libres ont été pratiqués en République populaire de Chine. Le Pr Yang publie un cas de transplant inguinal pour reconstruire une joue. Après des études anatomiques, le Pr Zhong classe les lambeaux selon leur vascularisation. Les transplants les plus utilisés sont le latissimus dorsi, le lambeau inguinal, le transplant scapulaire et le transplant antébrachial. Le Pr Cheng est décédé brutalement le 23 mars 2004. C'était un géant de la microchirurgie. Il demeure toujours vivant dans ma mémoire.

La microchirurgie s'est développée de façon autonome en République populaire de Chine du fait de son isolement politique. L'apport de ce pays a été considérable, particulièrement en matière de réimplantation. Les centres de microchirurgie sont inégalement répartis, mais les délais de transferts des blessés se sont beaucoup améliorés. Les chirurgiens chinois continuent à développer activement les techniques de microchirurgie dans plusieurs domaines : orthopédie, chirurgie maxillo-faciale, urologie, ophtalmologie, oto-rhino-laryngologie. Le Pr Chen a été invité dans plus de 40 universités étrangères. Il est membre de la Chinese Academy of Science, la plus haute autorité académique en Chine. La première mission franco-chinoise a été effectuée en mai 1981 ; la deuxième mission franco-chinoise a été conduite en septembre 1982. Michel Germain a rencontré le Pr Chen lors de trois voyages scientifiques en République populaire de Chine depuis 1981. Le Pr Chen m'a autorisé à publier : la description du transplant antébrachial, appelé aussi transplant chinois publié en 1979, et à rapporter la technique en Europe, où ce transplant était inconnu en 1981. Ce transplant a beaucoup d'avantages : large diamètre des vaisseaux, souplesse du transplant, large surface et longs pédicules vasculaires. Les inconvénients résident dans le sacrifice d'un axe vasculaire de l'avant-bras et dans le fait de laisser un défaut esthétique au lieu du prélèvement. Ce lambeau est surtout utilisé dans la reconstruction de la main et du visage. Et le Pr Chen m'a autorisé à publier l'histoire de la microchirurgie en Chine.

D'autres chirurgiens chinois sont réputés, parmi eux citons : Pr Ti-Sheng du département de chirurgie plastique, neuvième hôpital du Peuple à Shanghai ; Pr Wang Wei ; Pr Hsu Hsi Cheng du Chi Shu Tan Hospital à Pékin ; le Pr Yang qui a décrit le transplant antébrachial.

RÉFÉRENCES BIBLIOGRAPHIQUES :

- Foucher G. Fingertip and nailbed injuries. The hand and upper limb. D Churchill Livingstone. 1991.
- Germain M. A., Gilbert A., Merle M., Foucher G. & Saffar Ph. La microchirurgie en Chine. Encyclopédie Médico-Chirurgicale. Instantanés Médicaux. Paris, 1981 ; 6 : 45-46.
- Germain M. A. L'information médicale en Chine. Symbiose. Revue des professions de Santé. 1982 ; 22 : 20-23.
- Kamina P. editor. Précis d'anatomie clinique. Tome 1. Paris. Maloine (éd.). 2002.
- Merle M. & Dautel G. La main traumatique. Tome 1 : l'urgence. Paris. Masson (éd.).1994.

LES PIONNIERS DE LA MICROCHIRURGIE EN FRANCE

La France a un passé prestigieux unanimement reconnu, car elle a accompli de nombreuses grandes premières microchirurgicales mondiales. La France, avec d'autres pays européens, a contribué de façon notoire au développement de la microchirurgie dans différents domaines : la recherche anatomique avec les travaux de Salmon, l'expérimentation animale, les dissections au laboratoire avec description de nombreux sites donneurs de lambeaux et leurs applications cliniques.

De nombreuses études anatomiques ont abouti à la description de sites de lambeaux. La France a apporté une contribution mondialement reconnue par toutes les sociétés scientifiques savantes. Dès 1973, B. Ricbourg présente une étude approfondie sur l'anatomie et la topographie de l'artère temporale superficielle sur 50 observations. Cette étude a permis la description de sites donneurs de lambeaux de cuir chevelu et du pédicule nourricier, de nombreux transferts libres et aussi les possibilités de dissection du lambeau temporo-pariétal.

En Chine et au Japon, les premières réimplantations digitales ont été fascinantes. En 1969, le transfert de gros orteil réalisé par Cobbett en Angleterre a stimulé les chirurgiens français. A. J. Goumain et Jacques Baudet rapportent en 1972 le premier cas européen de réimplantation d'un pouce complètement amputé.

En 1975, Jacques Baudet réalise la réimplantation d'une amputation complète de la main.

En 1991, les sangsues connaissent un intérêt dans les réimplantations digitales pour traiter les congestions veineuses en cas d'impossibilités d'anastomoses veineuses ou de thromboses secondaires après échec de reprises chirurgicales. Michel Merle présente cette année-là la croissance des réimplantations de la main avec cinq ans de recul. Cette étude montre qu'en cas d'atteinte des cartilages de croissance, il y a le plus souvent un retard de croissance par rapport au segment controlatéral sain, mais exceptionnellement il peut y avoir une hyper croissance. D'autres études françaises l'ont confirmé.

En 1992, J. M. Pères rapporte un cas de succès de réimplantation d'un pouce congelé grâce à l'administration de fibrinolytique intra-artériel.

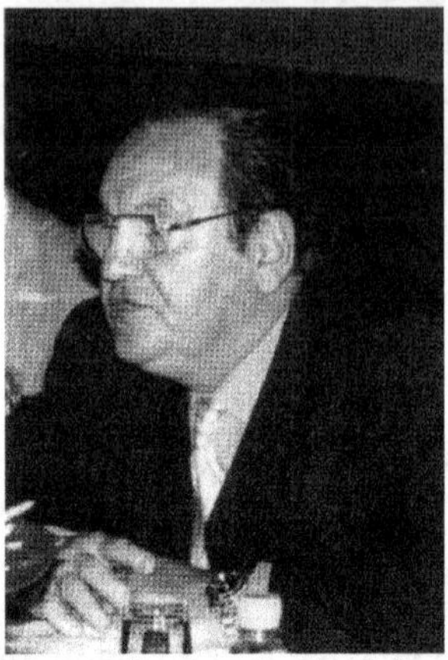

Le Professeur Jacques Baudet, pionnier de la microchirurgie,
© M. A. Germain.

De même, il existe un parallélisme entre les lésions tissulaires induites par la congélation et celles rencontrées dans les non-revascularisations par ischémie chaude prolongée.

En 1999, T. Genin-Etcheberry décrit la croissance osseuse après réimplantation du membre supérieur chez l'enfant.

En 2000, P. Pélissier présente un cas de réimplantation du membre supérieur parfaitement réussi, mais ayant nécessité, du fait d'une résection initiale de 10 cm d'os, un allongement secondaire par procédé de distraction avec un excellent résultat.

En 2006, A. Salon et ses élèves présentent une revue avec un recul important de 5 réimplantations de jambe grâce à un raccourcissement important avec succès suivi d'un allongement secondaire et d'une repousse nerveuse supérieure à la normale.

Les premières applications lors des réimplantations digitales ont abouti aux premiers transferts tissulaires libres, simples ou composés.

En 1974, les jeunes chirurgiens s'investissent dans l'expérimentation animale qui aboutit à des applications cliniques. Vladimir Mitz, cette même année, réalise chez le chien les premiers transplants d'épiploon au cou. En 1976, Michel Germain décrit la microchirurgie des anastomoses biliaires et, un an plus tard, il publie l'œsophagoplastie totale par anse jéjunale au cou avec microanastomoses vasculaires au cou. En 1979, M. A. Germain effectue la microtransplantation de pancréas pratiquée en région inguinale pour éviter toute complication intraabdominale : fistules, pancréatite.

Toujours en 1974, M. Schoofs fait des microtransferts de fémur de rat et, en 1987, il réussit la transplantation de péroné revascularisé par microchirurgie chez le chien Beagle. En 1990, M. C. Romana publie l'étude expérimentale de transferts vascularisés de périoste associés à des greffes spongieuses.

Alain Gilbert se spécialise ultérieurement dans la chirurgie des lésions obstétricales du plexus brachial. En 1992, il publie la base anatomique de reconstruction du plexus brachial chez le rat.

En 1994, Jacques Baudet présente une alternative aux microanastomoses par fils et aiguilles : il utilise les microanastomoses par microagrafes pour les microanastomoses vasculaires.

Dès 1973, Banzet présente cinq observations cliniques de transfert libre d'épiploon avec anastomoses vasculaires en chirurgie plastique. En 1974, Jacques Baudet présente dans les *Annales de chirurgie plastique*, à la suite de la description initiale faite par Harii, un transfert vascularisé par microanastomose d'un lambeau de cuir chevelu dans un cas d'alopécie cicatricielle chez un enfant de cinq ans, suivi d'un parfait succès. P. Micheau publie de son côté, en 1975, l'utilisation du grand épiploon : bases anatomiques et radiologiques avec applications cliniques. La chirurgie de la main a considérablement bénéficié des apports de la microchirurgie vasculaire et nerveuse. En 1975, Alain Gilbert fait état d'un transfert sur la main d'un lambeau libre sensible du dos du pied. En 1976, Jacques Baudet publie dans *Plastic and reconstructive Surgery*, ce qui à l'époque est la plus grande série mondiale de lambeaux libres inguinaux. Cette publication a suscité certaines réactions vives de la part des chirurgiens traditionnels qui n'ont pas compris la contribution des transferts libres. Sous forme d'une lettre à l'éditeur de ce journal, la réponse a été faite par Jacques Baudet qui a fait part de sa conviction que les transplants libres microchirurgicaux auraient, dans un avenir prochain, des indications incontournables et un pourcentage de succès semblables aux autoplasties conventionnelles, ce qui, à l'époque laissait planer beaucoup de doutes. A. De Conninck doit être crédité, dès 1976, d'avoir fait l'étude anatomique étendue du lambeau thoraco-dorsal et d'avoir évoqué ses possibilités de transfert par microchirurgie vasculaire.

L'étude anatomique initiale est celle d'un lambeau fondé sur une artère cutanée. La même année, Jacques Baudet et Guimberteau publient dans *Plastic and Reconstructive Surgery* les deux premiers cas mondiaux de transferts de lambeaux thoraco- dorsaux : le premier cas est fondé sur une artère cutanée, le deuxième cas est authentiquement le premier lambeau libre musculo-cutané de grand dorsal. Cette même année, A. De Conninck fait état du traitement d'une atrophie faciale par un transfert vascularisé dermograisseux de lambeau inguinal : con- tribution et indications qui sont toujours d'actualité.

Claude Le Quang a présenté la couverture de vastes pertes de substance du cuir chevelu avec un envahissement ostéodural par transfert libre d'épiploon, puis, une année plus tard, en 1977, il a réalisé un lambeau delto-pectoral avec anastomose nerveuse. En 1979, Claude Le Quang publie deux nouveaux sites donneurs de lambeaux : le lambeau mammaire externe et le lambeau fessier inférieur. Dès 1980, après la description du lambeau inguinal et du lambeau de grand dorsal, Alain Gilbert et Dos Santos décrivent l'anatomie de l'artère scapulaire postérieure. Dès 1982, cette description anatomique aboutit à la publication du lambeau libre scapulaire fondé sur l'artère scapulaire inférieure et à la description par Nassif du lambeau dit « parascapulaire » par une étude identifiant une branche verticale descendante de cette même artère scapulaire inférieure. Ce lambeau cutané parascapulaire est certainement, à l'heure actuelle, le lambeau le plus couramment utilisé après celui du grand dorsal, fondé sur cette branche de l'artère scapulaire inférieure, non décrite par le passé.

En 1982, M. Brice présente un cas de transfert du tenseur du fascia lata pour la réanimation de l'extension des doigts (site exceptionnel pour le but recherché). J. M. Servant a eu une contribution exceptionnelle dans l'utilisation du lambeau myocutané de grand dorsal et il a fait une étude hémodynamique particulière à la fois du transfert et des vaisseaux receveurs dès 1983. En 1985, A. Masquelet décrit l'étude anatomique et les applications cliniques du lambeau libre postéro-brachial, lambeau utilisé le plus souvent sous la forme pédiculée.

En 1986, M. Mimoun propose la possibilité d'utilisation d'un lambeau veineux artérialisé. Il est repris par de nombreux auteurs. En 1987, de nombreuses autres publications extrêmement variées sont présentées. Legré publie son expérience de 14 cas de lambeaux libres de fascia temporal superficiel. Masquelet décrit le lambeau interosseux postérieur, utilisé de façon extrêmement courante en reconstruction de la main, le plus souvent en lambeau pédiculé à flux rétrograde, exceptionnellement en lambeau libre. Rivet reprend l'étude anatomique sur le lambeau brachial externe. Il complète celle-ci et attire l'attention sur les nombreuses variations anatomiques vasculaires. Il s'attarde particulièrement sur la description des nerfs sensibilisant ce territoire ou pouvant être en transit, mais utilisés comme nerfs vascularisés dans un lambeau composé. En 1988, Jacques Baudet fait état de l'utilisation du lambeau neurovasculaire supra-claviculaire grâce à une étude anatomique approfondie faite par D. Martin. Ce lambeau utilisé habituellement en pédiculé a aussi été transféré en lambeau libre resensibilisé et en lambeau ostéocutané avec une barrette de clavicule.

En 1989, J. J. Comtet publie l'utilisation du lambeau musculocutané de jambe, fondé sur l'artère tibiale antérieure utilisée de façon libre pour la couverture d'une articulation de genou exposée. J. L. Cariou s'est tout particulièrement intéressé au lambeau péronier, à sa vascularisation et aux différentes palettes cutanées qui peuvent lui être associées. En 1991, il présente un lambeau d'indication exceptionnelle : le lambeau péronier proximal, c'est-à-dire l'épiphyse proximale. En 1992, Claude Le Quang décrit le lambeau fessier inférieur dans une série conséquente de reconstructions microchirurgicales. Dominique Martin a précisé l'étude anatomique et les applications cliniques d'un nouveau territoire : le lambeau en îlot sous-mental. Il utilise un lambeau pédiculé, rarement libre pour les reconstructions des deux tiers inférieurs de la face avec une séquelle minime du site donneur. La chirurgie du Noma a été considérablement améliorée par cette description.

En 1993, Ph. Le Gaillard présente les apports de la microchirurgie dans le transsexualisme féminin. La phalloplastie la plus fréquente est l'utilisation du lambeau chinois antébrachial. L'auteur propose de sécuriser ce type de reconstruction en préfabriquant la néoverge sur l'avant-bras et son transfert un mois plus tard.

En 1999, Dominique Martin et P. Pélissier sauvent une main gangrénée en la revascularisant par un lambeau antébrachial croisé, secondairement sevré et utilisé pour la couverture de la main receveuse. La scapula a été utilisée comme site de donneurs de lambeaux libres ou pédiculés, et de lambeaux chimériques.

J. Bakhach décrit la plastie en V de l'anastomose microchirurgicale pour vaisseaux incongruents et le lambeau libre de face interne de cuisse. Plus tard avec J. C. Guimberteau, il explique le transfert libre de tendon fléchisseur du deuxième orteil pour reconstruire des tendons fléchisseurs des doigts.

En 2006, Michel Germain publie une importante série de sarcomes localement évolués des tissus mous traités par chimiothérapie avec circulation extracorporelle, exérèse large R0, 2 mois plus tard, et reconstruction par transplants libres de grand dorsal.

Les sites donneurs de transferts osseux vascularisés constituent une contribution significative de la microchirurgie vasculaire.

Ils permettent de résoudre des difficultés importantes de pertes de substance osseuse difficiles à reconstruire par les procédés traditionnels soit par la longueur exceptionnelle de l'os, soit du fait d'un mauvais lit receveur post-infectieux, post-radiothérapique ne pouvant être reconstruit par des greffes osseuses conventionnelles. Dès 1979, Méthaizeau publie le transfert libre de péroné en orthopédie pédiatrique. Puis, Alain Gilbert utilise ce transplant dans le traitement des pseudarthroses congénitales du tibia. En 1980, Brice propose le transfert osseux iliaque postérieur. En 1981, Luc Théot décrit le transfert pédiculé de la crête de scapula. En 1982, Jacques Baudet présente une étude de transplantation de péroné chez le chien et propose pour la reconstruction des déficits étendus osseux, et cutanés le transfert osseux, et cutané de péroné associé au muscle soléaire (hémisoléaire ou soléaire total). Le muscle après bourgeonnement est greffé. En 1984, Guy Foucher décrit le transfert ostéocutané du lambeau chinois avec un segment d'os radial. En 1985, Miahle fait état du lambeau composite ostéomyocutané iliaque postérieur. Alain Masquelet rapporte le transfert de l'abductor magnus et de son insertion osseuse du condyle médial du fémur. En 1988, D. Martin utilise le lambeau ostéocutané brachial externe dans les reconstructions mandibulaires. Dès 1989, il utilise le lambeau épiphysaire radial postérieur très utile pour les reconstructions des pertes de substance digitales. En 1991, C. Mathoulin utilise pour les nécroses idiopathiques de hanche et la revascularisation de la tête fémorale nécrotique, le transfert libre de péroné. En 1992, J. L. Carriou publie d'importantes reconstructions mandibulaires avec les transplants de fibula. En 1995, Alain Gilbert présente une série de 29 reconstructions de pseudarthroses congénitales du tibia. En 2001, Guy Foucher présente l'allongement osseux par distraction dans les malformations congénitales de l'enfant. En 2001, B. Devauchelle publie la reconstruction osseuse mandibulaire par transfert libre de périoste du condyle fémoral.

En 2007, Michel Germain présente une très importante série de transferts libres vascularisés de péroné chez l'enfant (79 cas) après résection de sarcomes osseux d'os longs des membres. Ces transplants comportent soit la diaphyse isolée, soit la diaphyse et l'épiphyse proximale, ce qui nécessite alors une double vascularisation (pédicule fibulaire et pédicule tibial antérieur).

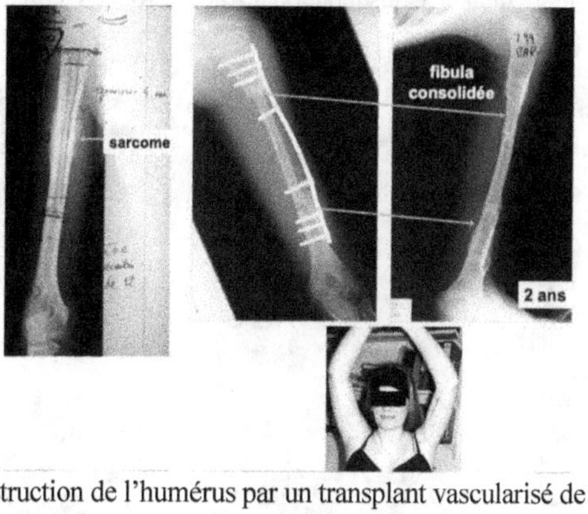

Reconstruction de l'humérus par un transplant vascularisé de fibula après exérèse de sarcome. Consolidation à 2 ans © M. A. Germain.

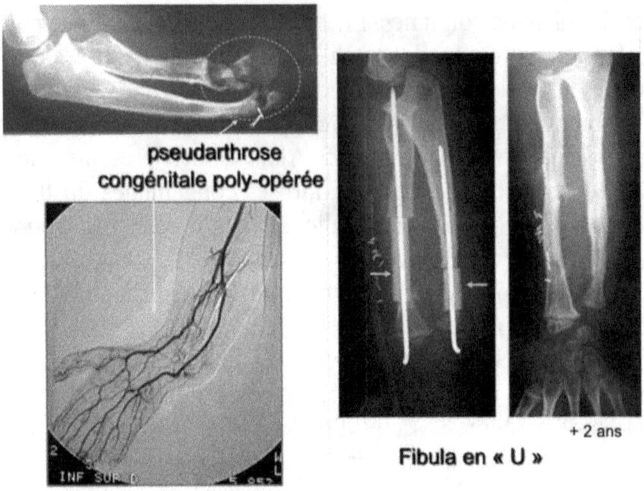

Reconstruction des deux os de l'avant-bras, par un transplant de fibula en U. Un seul pédicule vasculaire est utilisé : l'artère fibulaire est anastomosée sur l'artère radiale. Consolidation à 2 ans © M. A. Germain.

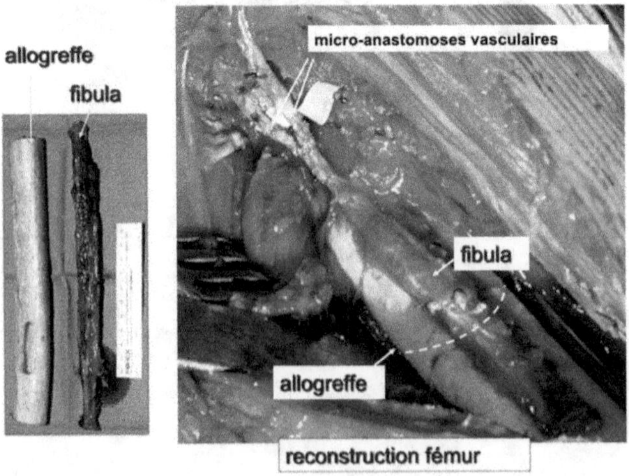

Reconstruction du fémur par un transplant composé : fibula vascularisée introduite dans une allogreffe pour éviter les complications mécaniques, dont les fractures de la fibula isolée © M. A. Germain.

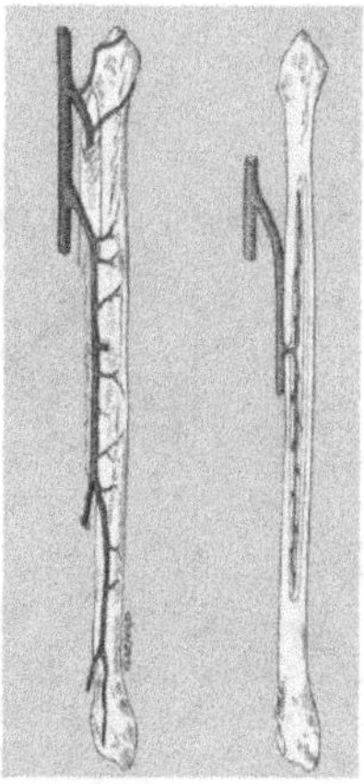

Vascularisation de la fibula. L'épiphyse supérieure reçoit 3 branches de l'artère tibiale. L'intérêt majeur est la croissance grâce au cartilage de croissance © M. A. Germain.

La reconstruction du pharynx et de l'œsophage cervical est réalisée de façon optimale par le transfert libre de jéjunum développé par Michel Germain et rarement par le lambeau libre antébrachial. Cependant, devant un pharyngostome irradié avec curage cervical bilatéral, Jacques Baudet, en 1978, utilise le transfert libre d'estomac et d'épiploon revascularisé dans la région axillaire. En 1994, Michel Germain emploie en ultime recours le transplant libre de jéjunum à deux pédicules. Il réalise de nombreuses publications sur les reconstructions pharyngo-œsophagiennes par transplants libres digestifs. Depuis 1981, la série de M. A Germain sur le transfert libre de jéjunum a atteint 309 cas réalisés en France et au Canada.

Michel Germain en 1998 publie la technique de transfert de jéjunum en forme de U pour l'adapter au diamètre de l'oropharynx et éviter le reflux nasal. Distalement, ce transplant est anastomosé à l'œsophage thoracique. En 2006, Michel Germain présente le transplant de jéjunum associé à l'opération de Pearson pour le traitement des cancers de l'hypopharynx en permettant la déglutition et la phonation, deux fonctions majeures. Depuis 1991, Michel Germain organise les cours de microchirurgie digestive à Paris, repris à New York par Marc Urken.

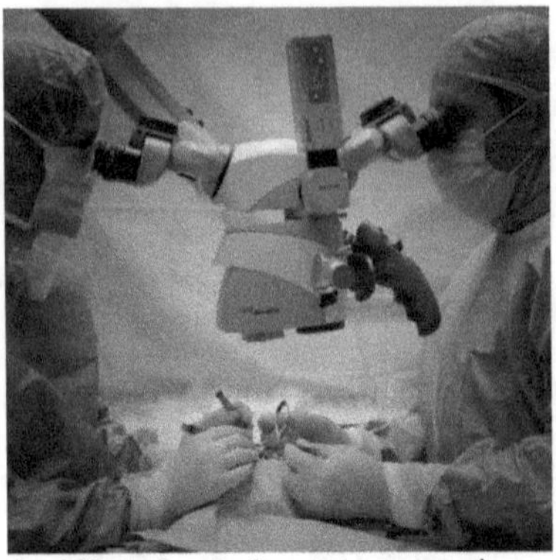

Michel Germain aidé par Josette Legagneux, au microscope opératoire Opmi SENSERA © M. A. Germain.

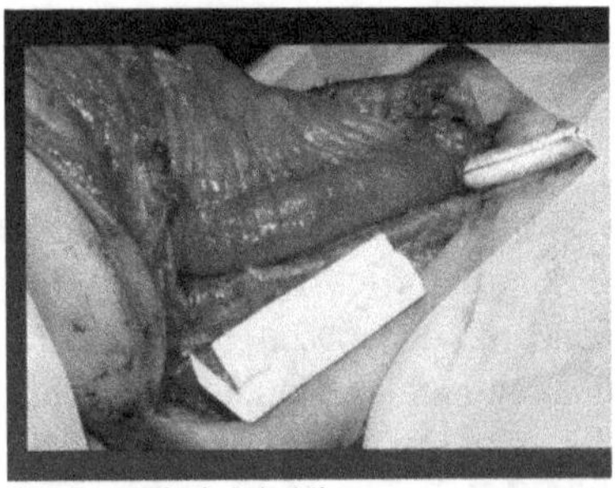

Le transplant libre vascularisé de jéjunum pour reconstruire le pharynx (rectiligne et le plus court possible) © M. A. Germain.

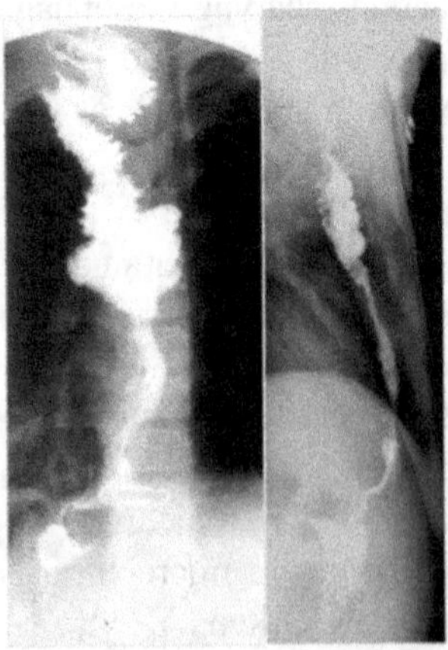

Reconstruction de l'œsophage par transplant de jéjunum chez l'enfant, en position rétrosternale © M. A. Germain.

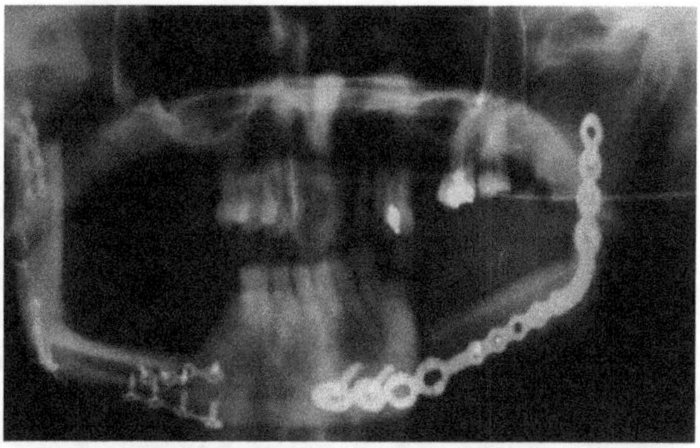

Reconstruction complète de la mandibule par transplant de fibula avec pour ostéosynthèse, soit des mini-plaques soit une longue plaque métallique, © M. A. Germain.

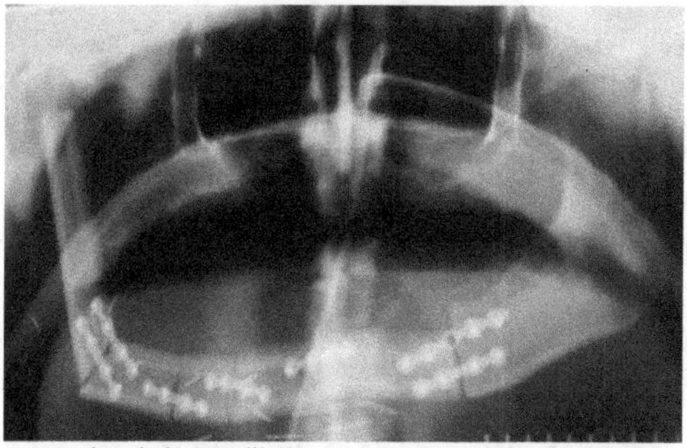

Reconstruction de la mandibule par transplant de fibula, ostéosynthèse par mini-plaques en titane © M. A. Germain.

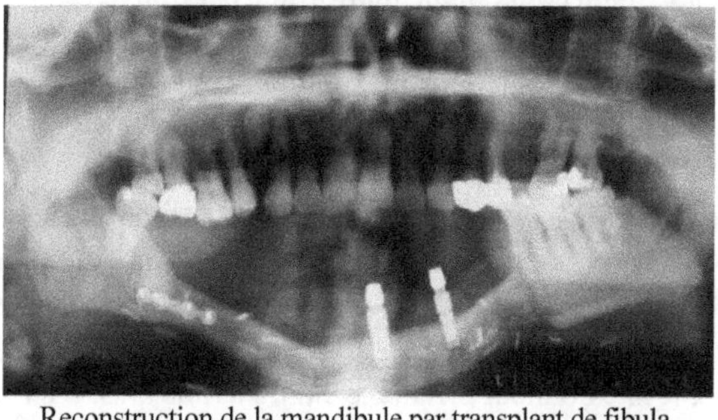

Reconstruction de la mandibule par transplant de fibula.
Deux implants ostéointégrés sont en place © M. A. Germain.

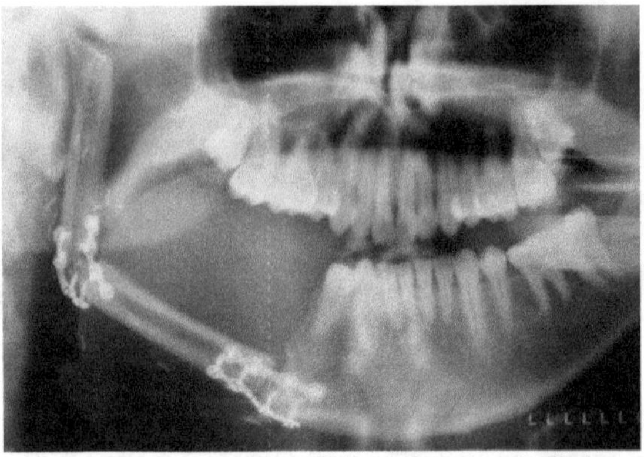

Reconstruction de la mandibule par transplant de fibula.
L'articulation temporo-mandibulaire se fait directement © M. A. Germain.

Les transferts libres d'orteil (1er ou 2e) ont constitué un progrès considérable pour les reconstructions du pouce et des doigts longs. En 1987, Guy Foucher réalise la reconstruction de l'articulation interphalangienne proximale d'un doigt par transfert libre de l'articulation interphalangienne distale d'un orteil. Son expérience considérable lui permet de publier 27 cas de transfert articulaire vascularisé. En 1995, Guy Foucher plaide pour les reconstructions totales du pouce avec préservation du gros orteil, c'est-à-dire utiliser le 2e orteil.

Malgré les difficultés de la microchirurgie dans le jeune âge (petit diamètre des vaisseaux et malformation), dès 1985, Alain Gilbert reconstruit la main congénitale malformée par transfert du deuxième orteil. En 1999, Van Holder propose un double transfert du second orteil pour les reconstructions pluridigitales.

En 1987, Jacques Baudet présente à la Panamerican Society of Microsurgery, à San Antonio au Texas, la réalisation des premiers lambeaux dits préfabriqués. Dans les reconstructions complexes cervico-faciales, afin de faire d'emblée la synthèse des temps opératoires, Jacques Baudet préfère réaliser une reconstruction complexe, le site donneur privilégié étant l'avant-bras. Il a reconstruit les nez, les hémifaces, les joues les paupières et les lèvres. Il réalise la phalloplastie chez les transsexuels à l'aide du transplant vascularisé antébrachial. L'ère des lambeaux préfabriqués est ouverte.

Déjà Alexis Carrel avait évoqué la possibilité des allotransplantations. Il était visionnaire. En 1992, Guimberteau présente un premier cas d'allotransplantation de tout un système fléchisseur digital vascularisé sur un pédicule ulnaire. Le résultat était satisfaisant au prix d'un traitement par ciclosporine à dose modérée pour une durée de six mois. En 1997, J. M. Dubernard réalise la première allotransplantation mondiale d'une main avec des résultats préliminaires. La première allotransplantation lyonnaise a été suivie entre 1998 et 2007 de trois autres transplantations bilatérales par J. M. Dubernard à Lyon. Le traitement immunosuppresseur associe : anticorps polyclonaux et anticorps monoclonaux, tacrolimus, mycophénolate mofétil (MMF) et prednisolone dont les doses ont été diminuées. Certaines complications liées à l'immunosuppression (hyperglycémie, maladie sérique) sont survenues et ont été traitées avec succès. Les patients de J. M Dubernard ont subi des biopsies cutanées régulières : elles ont détecté des réactions de rejet qui ont été contrôlées par augmentation des doses de prednisone et l'emploi de topiques immunosuppresseurs. La régénération nerveuse a été stimulée par l'immunosuppresseur FK 506 (Tacrolimus), elle a été observée dans ces allotransplantations de main. Elle a été confirmée par D. Martin. Il a constaté dans un cas de réimplantation de bras chez une patiente soumise à ce traitement pendant 18 mois une repousse nerveuse anormalement rapide.

En 2010, 50 allogreffes de main ont été réalisées avec un taux de succès élevé. L'équipe de J. M. Dubernard a trouvé le traitement immunosuppresseur pour éviter le rejet d'un organe multitissulaire (la main) dont l'antigénicité est élevée. Le risque de complication n'est pas anodin : lymphome, diabète, insuffisance rénale.

Le comité consultatif national d'éthique a autorisé la réalisation d'allogreffes de main chez des amputés bilatéraux de moins de 3 ans. Les indications sont rares en France, car il y a des services d'urgence de la main bien structurés et efficaces. Ces greffes de mains sont un formidable moyen pour évaluer la plasticité cérébrale à intégrer les greffes composites. Les résultats prometteurs des allotransplantations de main ont ouvert la voie aux premières mondiales d'allotransplantations de face réalisées par B. Devauchelle en novembre 2005, puis par le Pr Laurent Lantieri en 2007. La découverte de nouvelles molécules immunosuppressives mieux tolérées est un des paramètres pouvant faire que cet espoir devienne une authentique réalité.

La France a joué un rôle de premier rang dans les multiples applications de la microchirurgie et a ouvert la voie des allotransplantations de tissus composites revascularisés en chirurgie reconstructrice pour la main et le visage. Il faut souligner les autres tentatives mondiales d'autres allotransplantations d'organes : larynx en 1998, langue en 2003, trachée en 1993, utérus en 2000, pénis en 2005.

Pour conclure, la France a participé activement au développement de la microchirurgie dans tous les domaines d'application, son expression suprême étant l'allotransplantation de tissus composites. Concernant l'allotransplantation de la face, la Pr M. Siemionow (USA) en 2006 et de nombreux chirurgiens évoquent les risques d'allotransplantation totale du visage.

Y a-t-il d'autres alternatives ? Actuellement, nous n'avons pas d'autres solutions. Entre 2003 et 2006, D. Martin et V. Pinsolle de Bordeaux ont construit une unité adaptée à l'apesanteur pour opérer un être humain dans un avion. Ces projets s'intègrent dans un projet de développement de la téléchirurgie satellitaire au cours de vols paraboliques.

Jacques Baudet a fait connaître les réalisations des microchirurgiens français. Leurs innovations sont mondialement reconnues. Reconnaissance lui a été faite en l'élisant en 1999 président de l'International Society of Reconstructive Microsurgery. Il a fondé la World Society for reconstructive Microsurgery.

RÉFÉRENCES BIBLIOGRAPHIQUES

- Baudet J., Lemaire J.-M. & Guimberteau J.-C. Ten free groin flaps. Plast. Reconstr. Surg. 1976; 57: 577-595.
- Baudet J., Goumain A.-J. Reimplantation of a hand. Ann. Chir. 1975 : 491-498.
- Baudet J., Lemaire J.-M., Guimberteau J.-C. Ten free groin flaps. Plast Reconst Surg. 1976. P577-595.

- Baudet J., Guimberteau J.-C., Nascimento E. Successful clinical transfer of two free thoracodorsal axillary flaps. Plast. Reconstr. Surg. 1976: 680-688.
- Cariou J.-L., Bellavoir A. Free composite flaps with the fibula and their adaptation to mandibular reconstructive surgery. About 9 cases. Ann. Chir. Plast. Esthet. 1992: 269-384.
- Dubernard J.-M., Owen E., Herzberg G., Martin X. & al. The first transplantation of a hand in humans. Early results. Chirurgie. 1999.
- Germain M. A., Patricio J. & Gremillet C. Technic of esophagoplasty using microsurgery. Experimental study. Nouv. Presse Med. 1977 ; 26 : 647-648.
- Germain M. A., Patricio J. & Grémillet C. Total esophagoplasty using jejunal loop with vascular microanastomosis at the neck. Experimental study. Chirurgie. 1977.
- Germain M. A, Gremillet C. & al. Transplantation of the pancreas from a live donor; microsurgical technique: experimental study in dogs. Chirurgic. 1979: 358-362.
- Germain M. A., Bonvalot S., Missana M. C. Soft tissue sarcoma. ECC with TNF alpha and free latissimus dorsi (35 cases). Chirurgie Romania. 2006, pp. 101-146.
- Germain M. A., Mascard E., Dubousset J. & Nguefack M. Free vascularized fibula and reconstruction of long bones in the child-our evolution. Microsurgery. 2007 : 415-9.
- Germain M. A., Julieron M., Elias D., Luboinski B., Demers G. & al. Total esophagoplasty using a double pedicled graft from the jejunum: the last resort. J. Chirurgie. Paris. 1994.
- Germain M. A., Clavier A., Julieron M., Marandas P. & Luboinski B. Tell me more about free jejunal autograft. 309 cases. Microsurgery. 2000.
- Germain M. A., Temam S., Janot F., Julieron M. & Marandas P. Transplant de jéjunum associé à l'opération de Pearson. Récents progrès dans le traitement du cancer de l'hypopharynx. Annales de Chirurgie. 2006.
- Germain M. A., Demers G., Launois B., Julieron M. & al. Salvage esophagoplasty using free jejunal transplant after repeated failure of other esophagoplasties. 25 cases. Chirurgie. 1993.

- Germain M. A., Agudelo D., Julieron M., Luboinski B. & al. U-Shaped free jejunal transplantation: improved technique and indications. J. Otolaryngol. 2000.
- Gilbert A., Morrison W., Tubiana R., Lisfranc R. & Firmin F. Transfer to the hand of a sensitive free graft. Chirurgie. 1975 : 691-694.
- Gilbert A. & Teot L. The free scapular flap. Plast. Reconstr. Surg. 1982: 601-604.
- Gilbert A. Free flaps in orthopedics and traumatology. Indications and results. Rec. Chir. Orthop. Réparatrice Appar. Mot. 1978 : 306-310.
- Gilbert A. Reconstruction of congenital hand defects with microvascular toe transfers. Hand Clin. 1985 : 351-360.
- Lepelley M. & Germain M. A. La reconstruction de l'œsophage cervico-thoracique par transfert libre jéjunal. Ann. Med. Nancy. 1981.
- Liverneaux P. Hand replantation in an 88-year-old man. Replanted senior? Chir Main. 2002.
- Masquelet A. C. & Penteado C. V. The posterior interosseous flap. Ann. Chir. Main. 1987 : 131-139.
- Masquelet A. C, Nordin J.-Y. & Guinot A. Vascularized transfer of the adductor magnus tendon and its osseous insertion: a preliminary report. J. Reconstr. Microsurg. 1985: 169 -176.
- Mitz V. & Tessier P. Vascular auto transplant of the omentum to the neck in dogs. Ann. Chir. Plast. 1974: 121-130.
- Teot L. Microsurgery in pediatric orthopedics. Rev. Chir. Orthop. Réparatrice Appar. Mot. 1986 : 21-24.

1950-1980 : LE REIN (FRANCE)

Les premières expérimentations de transplantation de rein ont lieu sur des animaux en France. En 1902, Alexis Carrel met au point les anastomoses vasculaires. Il réalise la première autotransplantation en greffant un rein sur les vaisseaux d'un chien. En 1912, il est récompensé pour de multiples travaux par le prix Nobel de médecine à cette date.

Le Dr Emerich Ullman rapporte la première autotransplantation avec un succès relatif : la transplantation de rein d'un chien au niveau de son cou reste fonctionnelle quelques jours. En 1906, Mathieu Jaboulay réalise les xénotransplantations : greffer un rein de porc, puis de chèvre au pli du coude de deux femmes atteintes d'insuffisance rénale. En 1908, Ernst Unger greffe un rein de macaque sur une femme. Sans succès. En 1908, Alexis Carrel réalise la première autotransplantation rénale sur une chienne. C'est un succès. De nombreuses tentatives privilégient des implantations à la cuisse permettant de suivre la diurèse facilement et la vitalité du greffon, de biopsier ou de détransplanter aisément.

Dans les années 1930 et 1940, le chirurgien soviétique Yuri Voronoy réalise des homogreffes sur des patients humains : les patients ne survivent que quelques jours. Il positionne le greffon à la racine de la cuisse, le greffon est prélevé d'un donneur décédé d'un traumatisme crânien. Une patiente présentait une insuffisance rénale terminale. Cette receveuse est une femme de 66 ans en anurie à la suite de l'absorption volontaire de mercure.

La patiente décède à J2 : le greffon a souffert de l'ischémie chaude et d'une incompatibilité ABO.

Au début des années 1950, deux centres de transplantation rénale sont précurseurs : Boston aux USA et Paris avec les équipes parisiennes, dont celle de René Küss. Celui-ci décrit une technique chirurgicale comprenant un abord rétropéritonéal. L'artère hypogastrique est utilisée, anastomosée à l'artère rénale, et l'anastomose veineuse est faite sur la veine iliaque. La réimplantation urétérale est réalisée dans la vessie. La technique est fiable, mais des rejets surviennent dans les quelques jours ou mois. Le 23 décembre 1954, à Boston, J. Murray réalise la première greffe avec une survie longue : elle est réalisée entre deux jumeaux homozygotes. Le succès est lié à cette situation, avec plus de 50 ans de recul. Aucun traitement immunosuppresseur n'est nécessaire. La technique est rapidement maîtrisée et le choix du greffon devient l'élément central du succès. L'ischémie chaude doit être maîtrisée grâce à un refroidissement de plusieurs heures.

Entre 1950 et 1953, l'équipe de Boston montre que le greffon peut récupérer d'une nécrose tubulaire, mais sera atteint de la néphropathie initiale du receveur. Pour l'origine du greffon, les autogreffes sont un succès, validant la technique chirurgicale.

Les allogreffes et xénogreffes sont à cette époque un échec immunologique. L'allotransplantation est le choix définitif à condition d'un traitement immunosuppresseur.

Les greffes à partir de rein de cadavres humains ou de donneurs vivants : certains survivent quelques mois grâce à un traitement immunosuppresseur à base d'ACTH et de cortisone. La première transplantation rénale à partir d'un donneur vivant apparenté a eu lieu le 25 décembre 1952 sur Marius Renard par le Pr Jean Hamburger et le Pr Gabriel Richet à l'hôpital Necker de Paris. C'est une greffe à partir de la mère du receveur. Malgré un traitement immunosuppresseur à base de cortisone, le jeune homme meurt 21 jours plus tard. La deuxième option fait appel à des donneurs décédés. En 1950, les reins de condamnés à mort, guillotinés, sont utilisés. Dans les années 1960, la mise en évidence du coma dépassé, puis du concept de mort encéphalique transforment la situation : l'attribution des greffons aux receveurs les plus adaptés est faite sur des considérations immunologiques et génétiques. La compréhension et le traitement du rejet sont au centre des questions.

En 1956, à Boston, la troisième greffée jumelle homozygote décède en 2011 avec un greffon fonctionnel.

Tout est tenté en matière d'immunosuppression : l'irradiation du greffon, le positionnement du greffon rénal dans un sac de plastique pour empêcher la migration des cellules immunitaires.

Les pionniers connaissent le mécanisme du rejet. Dès les années 1950, la dialyse fait son apparition, le rein artificiel impose que le traitement antirejet du receveur ne soit pas dangereux.

Certains proposent l'irradiation totale du patient à dose sublétal, cela permet des survies prolongées du greffon.

Dans les années 1950, la corticothérapie prouve son efficacité, mais avec des effets secondaires importants. En 1956, les véritables immunosuppresseurs sont la 5-mercaptopurine, puis l'azathioprine. Ainsi, le choix est situé entre la survie du greffon et les surinfections, ou le cancer. Entre 1980 et 2000, le rejet cellulaire est mieux compris, prévenu et traité.

La mise en évidence du rejet humoral comprend la perte des greffons en raison du rejet humoral chronique. Le traitement est encore insuffisant. Les chercheurs veulent une amélioration des conditions de préservation et le meilleur appariement immunologique entre donneur, et receveur, et une meilleure compréhension du rejet humoral. Il persiste un nombre insuffisant de greffons de rein disponibles et la demande est forte.

La première transplantation rénale en Belgique est pratiquée le 2 février 1960 à l'hôpital Brugmann par l'équipe du Pr Paul Mingers.

La transplantation rénale est indiquée dans le traitement de l'insuffisance rénale au stade terminal. Elle améliore la qualité de vie des malades. L'âge est un facteur déterminant de la durée de survie chez le greffé. La durée de vie moyenne d'un greffon rénal est passée à plus de 14 ans grâce à l'immunosuppression. Il existe une stagnation dans l'évolution de la survie depuis 1995. La transplantation rénale reste le traitement de choix de l'insuffisance rénale chronique. Trois difficultés ont prévalu : la technique chirurgicale, le choix du greffon et le traitement du rejet.

RÉFÉRENCES BIBLIOGRAPHIQUES

- Baudet J., Lemaire J.-M. & Guimberteau J.-C. Ten groin flaps. Plast Reconstr. Surg. 1976.
- Baudet J., Guimberteau J.-C. & Nascimento E. Successful clinical transfer of two free thoracodorsal axillary flaps. Plast Reconstr Surg. 1976.
- Fageeh W., Raffa H., Jabbab H. & Marzouki A. Transplantation of the human uterus. Int J Ginaecol Obstet. 2002. 73. 245-51.
- Gilbert A., Morrison R., Tubiana R., Lisfranc R. & Firmin F. Transfer to the hand of a sensitive free graft. Chirurgie. 1975.

- Gilbert A. & Teot L. The free scapular flap. Plast Reconstr Surg. 1981.
- Küss R. Histoire de la transplantation rénale. Prog. Urol. 1996.
- Mitz V. & Tessier P. Vascular auto transplant of the omentum to the neck in dogs. Ann Chir Plast. 1974.
- Semionow M., Agaoglu G. & Unal S. A cadaver study in preparation for facial allograft transplantation in humans. Part II. Mock facial transplantation. Plast Reconstr Surg. 2006.

La microchirurgie nerveuse

Concernant la microchirurgie nerveuse, deux noms essentiels sont à retenir : Hanno Millesi d'Autriche et Algi Narakas de Suisse.

Hanno Millesi (24 mars 1927-28 avril 2017)

Hanno Millesi a développé les sutures et les réparations nerveuses. En 1960, Millesi est un médecin autrichien spécialisé en chirurgie plastique. Il a débuté la microchirurgie des nerfs périphériques. Les progrès de cette chirurgie découlent de l'expérience de la Seconde Guerre mondiale.

Sir Herbert Seddon (1947) a réalisé un travail considérable. Il s'est attaché à résoudre les questions importantes : la difficulté réside dans l'écart entre les extrémités nerveuses sectionnées. Comment amarrer les points de suture nerveuse ? Faut-il s'appuyer sur l'épinèvre, le périnèvre ou les deux? Lors d'une perte de substance nerveuse, et c'est le cas habituel, des positions difficiles sont imposées aux blessés avec une hyperflexion des articulations pour réaliser une suture termino-terminale. Or, les sutures nerveuses deviennent fibreuses et il se forme un bloc cicatriciel à l'extrémité distale. Ce bloc fibreux ne peut pas être traversé par les axones. Il doit être réséqué et suivi par une suture termino-terminale. Une greffe de nerf doit être réalisée si la perte de substance dépasse trois centimètres de longueur.

En 1915, Foester suggère d'utiliser un nerf cutané comme greffe nerveuse. En 1947, Seddon propose de grouper plusieurs segments de nerfs cutanés pour former un toron du même diamètre que le nerf à réparer. Quelques succès ont été observés, mais la technique est abandonnée, car les résultats sont insuffisants.

En 1958, Hanno Millesi réalise sa première greffe nerveuse du nerf médian. Il résèque l'extrémité distale dans un deuxième temps. Il obtient une sensibilité de protection dans le territoire du nerf médian. En 1962, il présente ses résultats de suture nerveuse sur 62 cas dont 6 greffes nerveuses. En 1963, Hanno Millesi participe au congrès international de microchirurgie à Washington. Il visite plusieurs centres aux USA et au Canada. À New York, James Smith lui présente son travail sur les sutures nerveuses périphériques réalisées sous microscope opératoire.

Millesi est impressionné de voir les structures nerveuses au microscope. Pour les sutures nerveuses, il réalise que la microchirurgie est l'avenir pour réaliser celles-ci. En Autriche, il a l'opportunité de partager un microscope avec un autre groupe de chercheurs. Ses expériences débutent sur le nerf sciatique de lapin. Cela lui permet d'acquérir une grande expérience pour les anastomoses termino-terminales de nerf. Les résultats sont excellents. Mais, en clinique humaine, lorsqu'il existe une perte de substance nerveuse, malgré l'apport du microscope, il existe une tension au siège de la réparation. Il observe qu'on peut combattre la tension au niveau de la réparation en fléchissant les articulations et par immobilisation du membre, mais les résultats ne sont pas bons comme avec la suture directe sans tension.

En 1964, James Smith décrit la suture nerveuse sous microscope.

En 1966, Braun et Ellis ne montrent pas de meilleur résultat avec le microscope opératoire. Erik Moberg observe que la suture nerveuse n'est pas meilleure grâce au microscope et il pense qu'il faut modifier la technique de la suture nerveuse. Hanno Millesi analyse les différentes étapes de la réparation nerveuse. À cette époque, la société Carl Zeiss fournit un microscope à Hanno Millesi. La tension sur la suture est responsable des effets nuisibles : c'est l'élément clé. Le tissu endoneural se répare avec une zone cicatricielle entre les deux segments nerveux. Celle-ci est alors occupée par les fibroblastes produisant du collagène.

Les fibroblastes proviennent du tissu épineural. À cette époque, on n'arrive pas à réaliser une section franche des extrémités du nerf, même avec une guillotine sophistiquée. La solution pour obtenir une bonne coaptation des nerfs est de minimiser la tension. S'il existe une perte de substance, il faut recourir à une greffe nerveuse.

Pourquoi obtient-on les mauvais résultats des greffes nerveuses ?

La longueur de la greffe est un facteur de mauvais pronostic. Il convient de diminuer la longueur de la perte de substance. La longueur de la greffe n'influence pas nécessairement le résultat d'une perte de substance. Il est conseillé par Millesi d'utiliser une greffe nerveuse plus longue que la perte de substance, en gardant le membre en position physiologique. Les tensions sur les anastomoses nerveuses sont les inconvénients majeurs. La longueur de la greffe de nerf est bien tolérée si la simple greffe n'est pas plus grosse qu'un nerf cutané. Avec ces conditions optimales, l'axone traverse les deux zones de suture plus facilement qu'une seule. Si on combine les nerfs cutanés en câble, les simples torons ne sont pas exactement au contact avec le nerf receveur. Les torons de nerfs cutanés doivent être placés individuellement et non pas en câble pour en améliorer la vascularisation, et le contact. Ainsi, le siège des sutures est peu important. Ce qui compte est de réaliser un contact maximal avec les tissus endoneuraux. Hanno Millesi suggère de réaliser une dissection interfasciculaire des deux extrémités nerveuses pour isoler les différents fascicules afin de faire correspondre les groupes fasciculaires. Les greffes nerveuses interfasciculaires sont la solution. La dissection interfasciculaire réduit le tissu conjonctif dans la zone de section, or c'est la principale source de fibroblastes épineuraux. Le grossissement permet cette dissection facilement et de façon atraumatique. Les résultats observés chez l'animal sont confirmés par les cas cliniques.

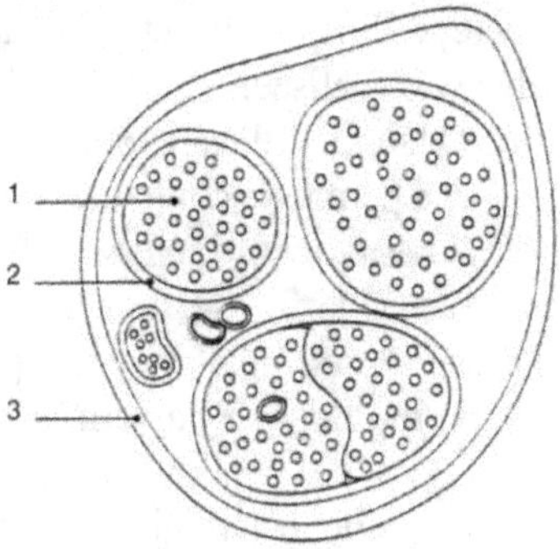

1-Fascicule
2-Épinévre
3-Périnévre

Structure des nerfs © M. A. Germain.

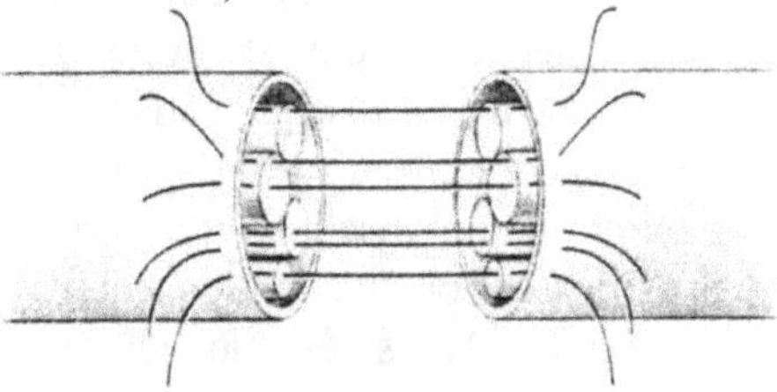

Suture épipérineurale © M. A. Germain.

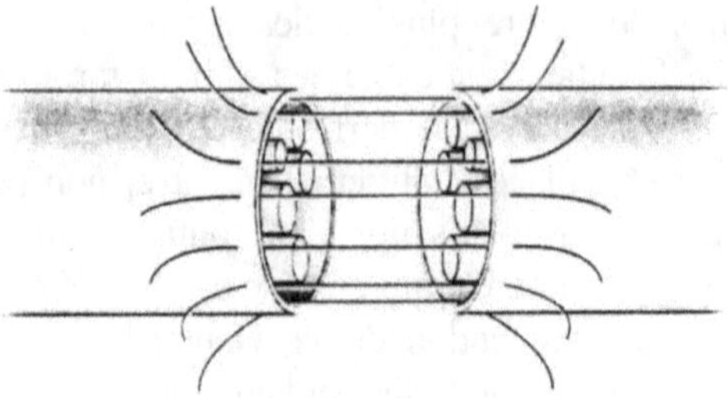

Suture périneurale © M. A. Germain.

L'observation de Hanno Millesi est démonstrative. En août 1964, une femme de 38 ans souffre des lésions d'un traumatisme du coude droit entraînant une paralysie complète du nerf cubital. Une suture nerveuse primaire termino-terminale est réalisée dans un hôpital local en mai 1965, puis le nerf cubital est réexploré dans une clinique. La rupture de la suture est suspectée, car il n'existe aucun signe de régénération. À l'exploration chirurgicale, la continuité nerveuse semble intacte à l'inspection et la suture est explorée à nouveau. Une neurolyse est réalisée.

En septembre 1965, Hanno Millesi examine la blessée pour la première fois. Il existe une paralysie complète du nerf cubital droit. Le 16 septembre 1965, une nouvelle intervention est réalisée. Le siège de la suture est fibreux, la fibrose a envahi le segment distal. Pour obtenir un nerf d'aspect normal, il faut réséquer un segment de 8 cm. Le nerf cubital est mobilisé et passé à la face antérieure de l'articulation du coude. Grâce à la flexion du coude, une suture termino-terminale sans tension est réalisée sous microscope. La cicatrisation se fait normalement. Grâce à cette intervention, le signe de Tinel existe au-delà du siège de la suture. Mais, après mobilisation du coude, le signe de Tinel s'arrête et retourne au niveau de la suture nerveuse. Le 11 février 1966, la patiente est à nouveau opérée. Le siège de la suture est en continuité. Cependant, distalement à la suture, un segment de 10 cm est devenu fibreux en raison de la traction. Ce segment est réséqué. Histologiquement, des segments de tissu nerveux alternent avec des segments fibreux. Le nerf a été allongé durant la mobilisation du coude pour corriger la longueur nécessaire à l'extension du coude et le nerf a développé les signes d'élongation forcée. Après résection du segment nerveux fibreux, il existe une perte de substance de dix centimètres. Celle-ci est réparée par quatre greffes de nerf sural réalisant un toron. L'évolution est simple. Le signe de Tinel se poursuit au-delà de la greffe et les signes de guérison sont contrôlés par des études électrophysiologiques. Ultérieurement, le signe de Tinel disparaît et régresse à la partie distale de la greffe. Le 29 septembre 1966, la patiente est réopérée. Il existe une légère compression au niveau de la transposition du nerf et la suture distale est épaissie.

Cette partie est réséquée et une anastomose termino-terminale est réalisée. La régénération débute rapidement et une guérison motrice complète est observée avec une sensibilité de protection.

Quels sont les enseignements de cette observation ?

Le résultat de la première opération : une suture termino-terminale et un long segment de nerf cubital fibreux lié au traumatisme. Lors de la première opération dans un hôpital, il y avait une indication de greffe de nerf. À la première opération personnelle de Hanno Millesi, il espérait que la transposition du nerf cubital, en avant de l'olécrâne avec flexion du coude, permettrait de compenser la perte de substance nerveuse. C'était l'opinion générale à cette époque. Cependant, la transposition du nerf cubital permet de gagner seulement deux centimètres. Les six centimètres supplémentaires ont été compensés par la flexion du coude permettant une suture sans tension. Mais, en allongeant le coude, c'est l'élongation du nerf normal qui doit compenser les six centimètres. Dans une élongation d'un nerf normal avec un tissu de glissement normal, cela est possible. Mais, dans une situation post-traumatique, le nerf n'a pas la même extensibilité.

La tension est centralisée au siège de la réparation qui est habituellement adhérente au tissu adjacent. Ainsi, l'élongation compensatoire est limitée à un segment précis du nerf, entraînant des dégâts d'élongation. Et un bloc survient à l'endroit distal de la suture de la greffe. C'est la règle dans les procédés de greffe utilisant les anciennes techniques de greffe supérieure à trois centimètres.

Hanno Millesi présente une série de 50 cas de greffes supérieures à 3 centimètres utilisant la technique interfasciculaire. La question du bloc fibreux à la partie distale de la greffe survient seulement dans 7 cas. Après résection de la partie distale de la suture qui est fibreuse et réalisation d'anastomose termino-terminale, le signe de Tinel avance rapidement. Il existe une récupération motrice et un retour à une sensibilité de protection malgré le délai de 2,5 années post-traumatique.

En 1966, Hanno Millesi publie des résultats expérimentaux et cliniques en Allemagne et, en 1967, il les présente à Rome. Ses publications causent la controverse et les réactions sont vives. Les interrogations sont importantes. Raimond Curtis approuve cette nouvelle approche et souscrit à ces résultats. D'autres refusent que la greffe de nerf donne de bons résultats.

En 1971, Hanno Millesi présente ses résultats au *Meeting of the American Society of Surgery of the Hand* à San Francisco. Plusieurs chirurgiens discréditent la greffe de nerf, car eux n'ont pas de bons résultats. Harry Buncke met fin à cette polémique, refusant ces discussions.

Février 1971 : Bernie O'Brien organise une session de suture avec greffe nerveuse à Melbourne. En octobre 1972, une réunion à Vienne porte sur la microchirurgie et Hanno Millesi organise une journée sur la microchirurgie des nerfs périphériques. La principale question est la réparation fasciculaire qui va dans des structures anatomiques fines et entraîne trop de fibrose. En cas de plusieurs petits fascicules sans arrangement, la suture de toute la section du tronc nerveux est une meilleure solution que la suture de chaque petit fascicule. Pour la neurolyse, le but est de réséquer le tissu fibreux.

La microchirurgie vasculaire, différente de la suture nerveuse, est restée expérimentale. Susumi Tamai, Harry Buncke, Bernard O'Brien et Harold Kleinert présentent les progrès de ces anastomoses vasculaires. En 1972, Jacobson est présent au rassemblement de Vienne et présente sa propre expérience des anastomoses vasculaires. En novembre 1973, les travaux majeurs sont présentés sur les anastomoses vasculaires. Daniel et Taylor ont réalisé le premier transplant microvasculaire avec succès.

Harii et Ohmori ont une série de 10 cas de transplants microchirurgicaux.

Les sociétés de microchirurgie se succèdent dans les pays occidentaux et, en 1999, est fondé la *World Society of reconstructive Microsurgery*. Les confrères de République populaire de Chine ont d'immenses séries de réimplantation de doigts, car les machines industrielles sont insuffisamment sécurisées. Hanno Millesi organise une campagne d'information : une technique simple de reconstruction des doigts doit être enseignée pour préserver la partie amputée.

En juin 1975, le service de réimplantation de Vienne rapporte 35 réimplantations de doigts avec un fort taux de succès. Le Pr Hanno Millesi a établi les techniques de suture nerveuse : il est le véritable pionnier des microsutures nerveuses.

Algimantas Narakas (23 mars 1927-25 novembre 1993)

Il est originaire de Lausanne en Suisse. Algimantas Narakas est un des pionniers et des spécialistes mondiaux de la chirurgie de réparation du plexus brachial. Il a étudié ces techniques dès l'introduction du microscope opératoire avec Egloff en 1995 et Taleb en 2013. On lui doit la « classification Narakas » qui regroupe les patients en quatre groupes de gravité en fonction du nombre des racines nerveuses impliquées. Les travaux de Narakas ont révolutionné la chirurgie nerveuse en particulier celle du plexus brachial. C'est un chirurgien infatigable, méticuleux, honnête et un médecin qui a de la compassion pour ses malades. Après avoir obtenu une équivalence suisse de ses diplômes, Algi Narakas est nommé consultant dans le service de chirurgie plastique du Pr Verdan. Dans ce service, il est initié à la réparation microchirurgicale des nerfs périphériques. Cette dernière technique a été récemment introduite en Europe par le Pr Michon. C'était l'âge d'or de la microchirurgie avec ses avancées et ses difficultés. Algi Narakas a connu un échec pour sa première replantation de main. À 42 ans, il est nommé spécialiste en chirurgie générale. Il rejoint le Pr Verdan à la clinique Longeraie à Lausanne et en devient directeur en 1981. En 1989, la chirurgie de la main est reconnue comme discipline à part entière en Suisse. À 62 ans, Algi Narakas est devenu chirurgien de la main. Ses dessins des lésions du plexus brachial sont artistiques, précis, détaillés et réputés. Il a été présent sur tous les continents et a partout éveillé l'enthousiasme.

Nous étions ensemble lors de la deuxième mission française de microchirurgie en République populaire de Chine et aussi lors de plusieurs congrès de microchirurgie.

La microchirurgie du plexus brachial est une procédure complexe qui vise à repérer les lésions nerveuses du plexus brachial, un réseau de nerfs situé dans la région axillaire et du bras. Cette chirurgie nécessite une connaissance approfondie des nerfs périphériques et une maîtrise de la microchirurgie nerveuse. Les lésions du plexus brachial peuvent être causées par des traumatismes, des tumeurs, des infections ou des irradiations, et lors de certains accouchements chez le nourrisson. Ces lésions peuvent entraîner une perte de sensibilité, une faiblesse musculaire, une altération des mouvements du bras et de la main.

Dans la première moitié du XXe siècle, le traitement des lésions du plexus brachial se limitait aux transferts tendineux ou à la désarticulation du coude avec arthrodèse de l'épaule. Toutes les tentatives chirurgicales de réparation nerveuse ont été des échecs totaux. Les principes de greffe nerveuse interfasciculaire décrits par Hanno Millesi en 1966 ont considérablement amélioré le pronostic de ces lésions. Ce dernier a montré que l'utilisation d'une greffe pour combler un espace nerveux fournirait deux jonctions sans tension et constituerait un moindre obstacle à la repousse axonale qu'une anastomose primaire avec tension.

C'est Millesi qui a réalisé la première réparation microchirurgicale d'un plexus brachial par greffe. De nombreuses équipes chirurgicales ont suivi : Alnot et Allieu en France, Ikuta et Tsuge au Japon et, bien sûr, Narakas en Suisse.

En octobre 1969, Algi Narakas a rapporté son premier cas de réparation du plexus brachial en urgence. À cette époque, il s'occupait de lésions vasculaires et nerveuses chez un patient présentant une ischémie aiguë du membre supérieur et des lésions du plexus brachial sous-claviculaire. Il a réalisé une greffe de nerf en utilisant le nerf cubital. L'intervention a duré 13 heures. Ses résultats ont confirmé les travaux de Millesi sur la réparation nerveuse par suture interfasciculaire, car ses résultats cliniques se sont révélés satisfaisants même en présence d'une perte importante de tissus mous.

Allieu et Narakas se sont rencontrés pour la première fois en 1972 lors du XIIIe congrès national espagnol sous la présidence de Santos Palazzi. Allieu, pionnier français de la chirurgie du plexus brachial a d'abord été confondu avec « l'assistant du Pr Allieu » par Narakas en raison de son jeune âge. Lors de cette première réunion, ils ont passé toute la nuit à discuter de la possibilité de réaliser une neurotisation et des greffes de nerfs interfasciculaires en chirurgie du plexus brachial. Ainsi, a commencé une collaboration régulière et fructueuse. Avec Alnot, Narakas était convaincu qu'une intervention chirurgicale précoce était obligatoire pour permettre une réparation nerveuse optimale. Ainsi, Alnot et Narakas préconisaient une réparation rapide, urgente du plexus brachial, s'opposant à l'époque à presque tous les principaux experts chirurgicaux qui recommandaient d'attendre quelques mois.

Dès 1977, Alnot publie son expérience de réparation du plexus brachial traumatique. En 1978, Foucher et Michon publient un manuel technique sur la microchirurgie vasculaire et nerveuse.

En 1980, Alain Gilbert publie les 20 premiers cas de réparation du plexus brachial obstétrical. En 1982, Sedel publie dans une importante confirmation l'espoir de réparer ces lésions du plexus brachial. En 1990, Dumontier confirme les résultats satisfaisants de la chirurgie du plexus brachial de l'enfant, conforté par Alain Gilbert en 1997.

Les contributions françaises se caractérisent par une classification rigoureuse des lésions, des indications opératoires précises avec des examens cliniques et électromyographiques.

Pendant cette période, on pensait que le moment optimal pour la réparation microchirurgicale se situait entre un et trois mois après la blessure. Algi Narakas au contraire prêchait la réparation urgente. Il a été l'un des premiers avec Alain Gilbert à utiliser la colle biologique pour suturer les nerfs.

Cependant, contrairement à Alain Gilbert, il a systématiquement ajouté deux points de suture à l'anastomose pour améliorer à la fois l'orientation nerveuse et la résistance mécanique de la suture. La durée de l'intervention chirurgicale a été considérablement réduite, en grande partie grâce à la colle biologique, tout en augmentant le succès global de la procédure microchirurgicale. Initiées par Seddon, les procédures de neurotisation ont été largement promues par Algi Narakas lorsqu'il s'agissait d'avulsions du plexus brachial. Il favorisait particulièrement la neurotisation intraplexuelle pour traiter les lésions impliquant les avulsions radiculaires. En effet, il pensait que les résultats fonctionnels s'avéreraient meilleurs, car les neurotisations intraplexuelles impliquaient une plus grande quantité de motoneurones.

Algi Narakas a été le premier à introduire un concept chirurgical mini-invasif pour la chirurgie du plexus brachial. Il a étudié diverses approches chirurgicales endoscopiques chez les animaux. Ce n'est que plusieurs décennies plus tard que ses travaux seront appliqués à la pratique humaine.

Vers la fin de sa carrière, Algi Narakas a examiné et catégorisé son expérience clinique unique. Il a publié les résultats du traitement chirurgical de plus d'un millier de blessures du plexus brachial. Il a élaboré ainsi la règle épidémiologique sur les causes des lésions intraplexuelles, la règle des « 7 fois 70 % » : 70 % des cas concernaient des accidents de la route et de la rue. Dans 70 % de ces accidents, les motocyclistes en étaient les victimes, 70 % de ces victimes présentaient par ailleurs des blessures cumulées, 70 % de ces lésions étaient supraclaviculaires, 70 % de ces lésions impliquaient au moins une avulsion de racine nerveuse, 70 % de ces avulsions impliquaient une racine nerveuse de niveau C7-C8-T1 et 70 % de ces avulsions développaient des douleurs chroniques.

Le travail de Algi Narakas a compris plus de 200 publications traitant de la chirurgie des membres supérieurs, allant du plexus brachial à l'épicondylite en passant par la luxation gléno-humérale. Il a collaboré à de nombreuses revues scientifiques. Il a été membre honoraire de 25 sociétés médicales et chirurgicales internationales, et nationales. Il a organisé une réunion annuelle de spécialistes internationaux traitants de la chirurgie du plexus brachial. Après son décès, la réunion a été baptisée « Narakas Club » et a lieu tous les trois ans.

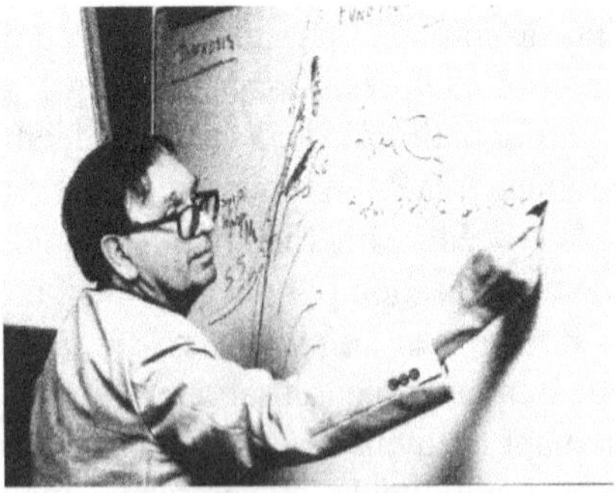

Pr Algi Narakas faisant une conférence sur le plexus brachial
© M. A. Germain.

Différentes techniques chirurgicales peuvent être utilisées, en fonction de la nature et de la gravité de la lésion :

1- Suture directe épipérineurale. Cette technique consiste à suturer directement les extrémités du nerf lésé. Elle est utilisée lorsque la lésion nerveuse est relativement limitée et que les extrémités du nerf peuvent être facilement alignées pour une suture précise.

2- Greffe nerveuse. Lorsque la lésion nerveuse est plus importante, une greffe nerveuse peut être utilisée. Un segment de nerf provenant d'une autre partie du corps du patient est prélevé et utilisé pour réparer la lésion. Cette technique peut être réalisée en utilisant une suture directe ou en utilisant un conduit biologique, ou synthétique pour guider la repousse nerveuse.

3- Neurotubes. Les neurotubes sont des tubes biologiques ou synthétiques qui facilitent la repousse nerveuse lors de la réparation chirurgicale. Ils sont placés entre les extrémités du nerf lésé et le nerf receveur, et agissent comme un guide pour les fibres nerveuses en croissance.

4- Il est important de souligner que la microchirurgie du plexus brachial nécessite une équipe de chirurgiens spécialisés, formés à cette chirurgie complexe et difficile.

5- Une connaissance approfondie de l'anatomie et une maîtrise de la microchirurgie nerveuse sont essentielles pour obtenir de bons résultats.

En conclusion, la microchirurgie du plexus brachial est une procédure complexe utilisée pour réparer les lésions nerveuses du plexus brachial.

Cette chirurgie peut permettre de restaurer la fonction nerveuse et d'améliorer la qualité de vie des patients. Le Pr Algi Narakas nous a quittés en 1993. Il reste dans notre mémoire et dans notre cœur. D'autres chirurgiens spécialistes du plexus brachial ont suivi le Pr Algi Narakas.

- Les chirurgiens nord-américains sont dominés par :

. Foester (1915) ;

. Seddon (1947).

- Les chirurgiens français spécialistes du plexus brachial sont nombreux. Parmi eux : Alnot, Oberlin, Alain Gilbert.

- En Chine, la réparation des nerfs périphériques a connu un intérêt considérable en Chine.

En 1970, deux types de suture existent : suture épineurale et périneurale. Selon nos collègues, la suture épineurale est conseillée dans la partie proximale du nerf et la suture péri- neurale à la partie distale.

Le Pr Chen de Shanghai du sixième hôpital du peuple de Shanghai précise que les pertes de substance supérieure à 2 cm doivent être réparées avec un nerf autologue. Selon lui, si elle est supérieure à 2 cm, une greffe de nerf vascularisé est préférable.

En 1981, le Pr Chen recommande la greffe de nerf vascularisé pour les longues pertes de substance et dans les tissus cicatriciels.

L'avulsion des racines du plexus brachial était réputée intraitable. Le Pr Gut transfère un nerf du plexus cervical, le nerf phrénique ou le nerf spinal accessoire et obtient des résultats intéressants.

Ce dernier fait des études sur les facteurs de croissance nerveuse et sur la régénération de la plaque motrice. Les sutures nerveuses sont améliorées par trois priorités sur lesquelles le Pr Michel Merle revient : c'est une urgence, l'intervention doit être réalisée immédiatement, même de nuit ; il faut utiliser le microscope opératoire ; il est utile de réparer l'artère du nerf.

RÉFÉRENCES BIBLIOGRAPHIQUES

- Alnot J. Y. & Huten B. Systematization of the brachial plexus. Rev. Chir. orthop. Reparatrice Appar. Mot. 1977.
- Bonnel F. Microscopic anatomy of the adult human brachia plexus: an anatomical and histological basis for microsurgery. 1984.
- Dumontier C. & Gilbert A. Traumatic brachial plexus palsy in children. Ann. Chir. Main Memb. Super. 1990.
- Foucher G. & Michon J. Microchirurgie vasculaire et nerveuse. Manuel Technique. Boehringer in Gelheim. 1978.
- Germain M. A. La microchirurgie dans le monde. Glyphe. 2011.
- Gilbert A., Khouri N. & Carlioz H. Birth palsy of the brachial plexus-surgical exploration and attempted repair in twenty-one cases. Rev chir. Orthop. Réparatrice Appar. Mot. 1997.
- Gilbert A. & Berger A. General concept and conclusions regarding treatment of plexus birth injury lesions. Orthopedie. 1997.

- Millesi H. Microsurgery of peripheral nerves. Hand. 1973 ; 52 : 157-160.
- Oberlin C., Bèal D., Leechavengvongs S., Salon Q. A., Dauge M. C., Sarcy J. J. & Nerver. Transfer to biceps muscle using a part of ulnar nerve C5-C6 avulsions of the brachial plexus anatomical study and report of four cases. J. Hand Surg. 1994.
- Sedel L. The results of surgical repair of brachial plexus injuries. J. Bone Joint.Surg.Br. 1982.
- Terzis J. History of microsurgery. 5 Generations from 1957. Édition privée.

Avant le XVIIe siècle, la lymphologie était inconnue. Cependant, durant la préhistoire, certains dessins rupestres ont représenté des malformations telles que la macrodactylie et le gigantisme des membres. Dans la Grèce antique, Hippocrate et Aristote ont décrit un liquide transparent qui s'écoule des membres qu'ils appellent « sanies ». Les anatomistes romains Herophilius et Euristratus dépeignent un aperçu du système lymphatique. Galène croyait les lymphatiques similaires aux vaisseaux sanguins. Il a fallu attendre les auteurs arabes aux Xe et XIe siècles pour en avoir une nouvelle description. Les anatomistes arabes au Xe siècle avec Avicène et Rhazès publient des études analogues sur la lymphe. Au XIe siècle, Fallope décrit les canaux lymphatiques du foie. L'obscurantisme du Moyen Âge fait s'arrêter toutes les recherches. Il faut attendre la Renaissance pour voir l'éclosion des sciences humaines et de l'anatomie.

Eustachius et Vésale décrivent le canal thoracique en 1529. Les voyages réalisés par Marco Polo reviennent chargés de trésors nombreux dont une iconographie très importante au sein de laquelle on retrouve des images représentant l'éléphantiasis (1547).

Au XVIIe siècle, l'anatomie prend un véritable essor avec Aselius (1662) qui découvre les vasa serosa et Pecquet, à Montpellier en 1651, le canal thoracique. Simultanément le suédois Rudbeck en 1651, Bartholin en Autriche et Jolife en Angleterre les décrivent à la même époque, et approfondissent l'étude du système lymphatique. En 1653, Bartholin les nomme les « Lymphatiques ». Les injections de ces canaux au mercure datent de 1892.

Le lymphœdème est dû à une accumulation de liquide extra-cellulaire chargé de macromolécules filtrées par l'endothélium lymphatique. Si les collecteurs lymphatiques sont obstrués en amont ou en nombre insuffisant, ou encore que les pompes, les ganglions lymphatiques manquent, le liquide stagne, et se surinfecte. Le cercle vicieux s'installe, conduisant à des déformations majeures des membres.

Le livre *Podoconiosis* (1990) d'E. W. Price (1907-1990), médecin anglais qui a découvert la maladie éponyme, a été publié juste avant sa mort, mais il est le fruit de recherches entre 1972 et 1974 en Éthiopie.

La mythologie grecque représente Poséidon à l'image d'un syndrome de Proteo, malformation lymphatique du thorax. Il semblerait que cette pathologie représente, pour eux, l'image d'une force surnaturelle (gigantisme).

En France, au XVIe siècle, Fallope décrit les canaux lymphatiques du foie. Ils seront à nouveau oubliés pendant 70 ans.

Ce n'est qu'au XVIIIe siècle suivant que l'on commence à comprendre que les pathologies lymphatiques sont liées à la stase de ce liquide extracellulaire.

Sylvius (1614-1672) étudie toute sa vie le circuit lymphatique. Il a trouvé que le liquide lymphatique passait des lymphatiques périphériques vers la veine sous-clavière par le canal thoracique.

En Hollande, une véritable révolution technologique change notre vie : Jan Swammerdan (1637-1680), naturaliste néerlandais pionnier de l'usage du microscope en biologie, découvre le microscope. Il peut ainsi voir les valvules dans les canaux lymphatiques. Hewson, chirurgien, anatomiste et physiologiste anglais, étudie la morphologie microscopique et donc le fonctionnement du système lymphatique.

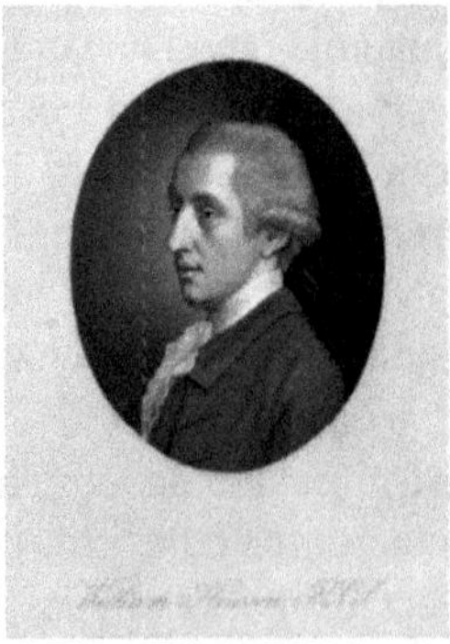

William Hewson (1739-1774) © BIU Santé, Réf. CICL07996.

Ces découvertes débouchent sur l'élaboration des théories anatomiques et physiologiques de ce système aux XVIIIe, XIXe et XXe siècles. Leur fonction ne se comprendra pourtant qu'un siècle plus tard avec Hunter (1718-1783), chirurgien et anatomiste anglais.

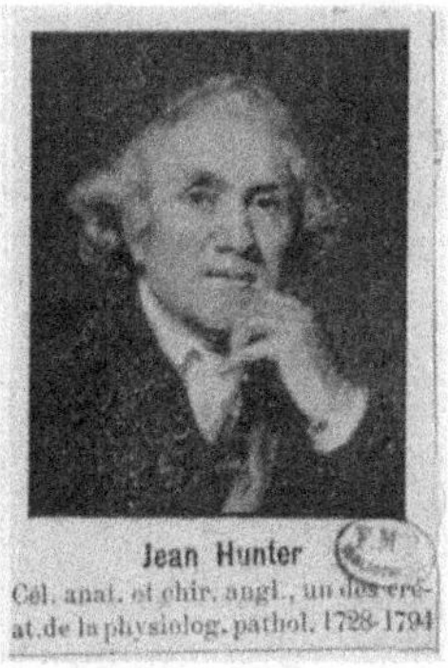

John Hunter (1728-1794) © BIU Santé, Réf. CIPA0232.

En 1790, Mascagni injecte du mercure dans les lymphatiques profonds et, 200 ans après, ces injections ont été photographiées. Ce seront les premières lymphographies. En 1787, il publie les *Vasorum,lymphaticorum corporis humini tichnographia.*

Comment fonctionne le système lymphatique ?

Les histologistes allemands von Kölliker (1817-1905), Virchow (1821-1902), von Recklinghausen (1833-1910) décrivent les pores et l'endothélium grâce à l'imprégnation argentique.

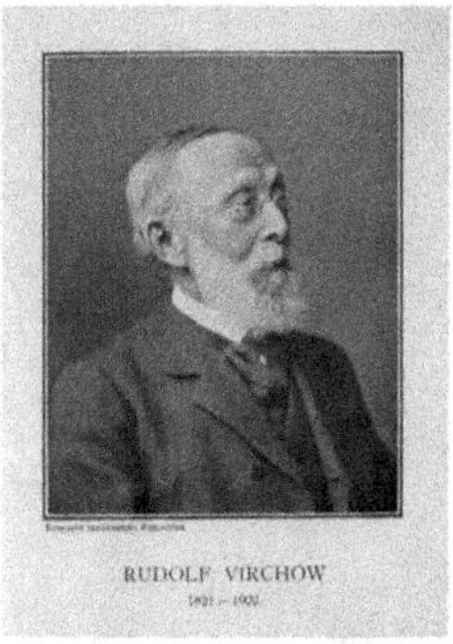

Rudolf Virchow © BIU Santé, Réf. CICL08621.

En 1850, Carl Ludwig (1816-1895), médecin allemand physiologiste, suggère qu'il existe une force motrice qui est la pression hydrostatique qui pousse la lymphe dans le sang et il établit la théorie selon laquelle la lymphe est un filtrat du sang.

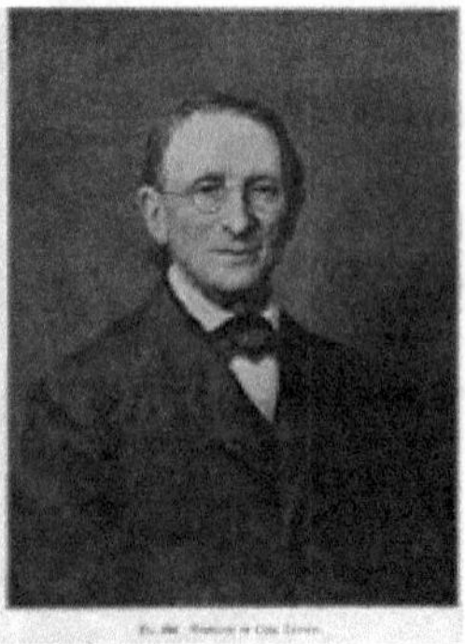

Pr Carl Ludwig © BIU Santé Réf. CICL04249.

En 1894, les physiologistes comme Starling (1866-1927), médecin anglais, étudient la mécanique des fluides. Il établit la relation avec des lois mathématiques entre la pression sanguine et la pression colloïdo-osmotique des protéines plasmatiques.

L'imagerie permettra de mieux comprendre ce système.

En 1892, Marcille et Poirier, deux Français, injectent du Bleu de Prusse dans les canaux lymphatiques, ce qui leur permet de les étudier plus précisément.

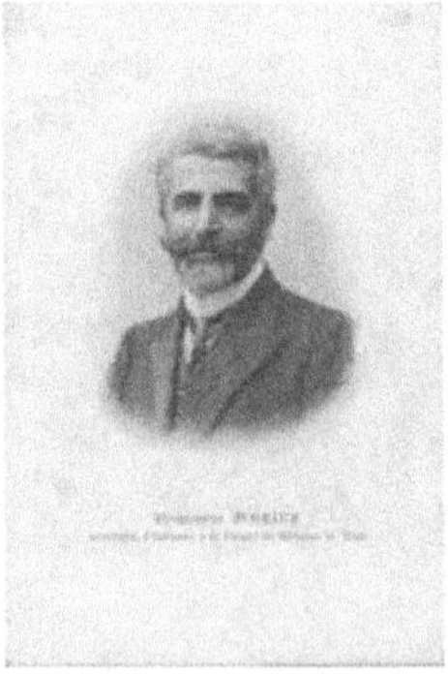

Pr Paul Julien Poirier (1853-1907) © BIU Santé Réf. CIPH0287.

La génération lymphatique fait l'objet de nombreuses recherches depuis 1863 avec Krause, puis surtout Billroth, chirurgien allemand considéré comme le père fondateur de la chirurgie digestive, en 1887. Ils comprennent que la cicatrice empêche la régénération lymphatique. Ils retrouvent en 1906 des néolymphatiques dans le tissu de granulation.

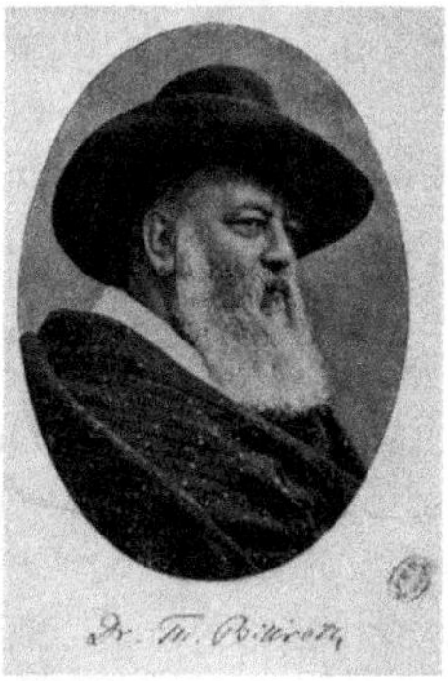

Dr Theodor Christian A. Billroth (1829-1894) © BIU Santé Réf. CICL03915.

En 1926, Reichert remarque que les infections retardent la régénération lymphatique. En 1934, Master observe que les brûlures disloquent les canaux lymphatiques qui régénèrent au 10e jour. Godart confirme ces observations. La combinaison de toutes ces recherches permet progressivement d'accéder à des possibilités thérapeutiques.

Depuis 1916, Sabat décrit la croissance du système lymphatique.

En 1927, Drincker et Churchill inventent les lymphangiographies par injection d'hydrocolle, puis de bleu de méthylène (Hernani) et de produits radio-opaques en 1930. Ce n'est qu'en 1932 que Henri Rouvière (1875-1952), médecin et anatomiste français, décrit avec une grande précision, le système lymphatique humain dans son ouvrage intitulé *Anatomie des lymphatiques de l'Homme*. Puis, ce système retombe dans l'oubli et ne retrouve ses lettres de noblesse que dans les années 1960 où Casley et Smith font des grandes théories sur la mécanique de la microcirculation.

Le lymphœdème est dû à une accumulation de liquide extracellulaire chargé de macromolécules qui sont, en principe, filtrées par l'endothélium lymphatique grâce à sa structure.

En 1930, Drincker, Sousa Pereire et Monteiro injectent du lipiodol dans les canaux lymphatiques. Au Japon, Nakashima et Makoto en 1933 font de même.

Par la suite, l'anatomie se précise. En 1945, Servelle fait les premières injections rétrogrades. En 1952, Kinmonth réalise la première lymphographie et, en 1963, Jean-Daniel Picard divulgue en France cette technique. La lymphographie isotopique commence en 1962.

Actuellement, on combine ces techniques avec la lympho-IRM.

En 1960, Földi (1920-2018), médecin hongrois, étudie la physiologie lymphatique et, en 1967, John Casley-Smith (1935-1997), médecin australien, précise la perméabilité des capillaires, et la microcirculation. Tout s'accélère ensuite.

En 1970-80, Geneviève Hidden crée des œdèmes expérimentaux et s'intéresse vivement à la chirurgie lymphatique.

En 1974, Caplan étudie l'embryologie lymphatique.

En 1976, Godart visualise la microcirculation, ses contractions et la régénération des lymphatiques après brûlures. Ces travaux sont repris par Leduc, qui met au point, comme Földi et Vodder, des techniques de drainages lymphatiques et différents types de bandages et de compression en 1974.

En 1954, Mac Gregor étudiait les lymphatiques dans les homotransplants et, en 1986, Waltz le fait dans les transplants et les réimplantations.

En 1977, O'Brien décrit la microchirurgie lymphatique dans le traitement du lymphœdème secondaire par obstruction. Il préfère réaliser trois ou davantage d'anastomoses lymphatico-veineuses.

En 1981, Degni introduit aussi une technique originale axée sur l'anastomose lymphatico-veineuse chez les patients avec lymphœdème. En 1996, l'observation ultrastructurelle des vaisseaux lymphatiques est précisée. Koshima est le premier à rapporter l'ultrastructure de troncs lymphatiques biopsiés après anastomose lymphatico-veineuse. Le traitement du lymphœdème obstructif est une question difficile. Pour développer un traitement plus efficace contre le lymphœdème, davantage d'informations quant à ses causes sont nécessaires. Koshima a traité le lymphœdème des extrémités par anastomose lymphatico-veineuse et il a biopsié les vaisseaux lymphatiques pathologiques.

En 2000, Koshima rapporte la technique chirurgicale d'anastomose lymphatico-veinulaire supermicrochirurgicale, c'est-à-dire d'un diamètre inférieur à 1 mm. Il analyse l'œdème lymphatique obstructif d'un membre supérieur, comparant l'utilisation des anastomoses lymphatico-veineuses supermicrochirurgicales et le traitement conservateur.

Après avoir fait des incisions cutanées courtes, les lymphatiques et les vaisseaux sous-dermiques (0,3 à 0,6 mm de diamètre) sont examinés. Et les anastomoses lymphatico-veinulaires termino-terminales de la même dimension sont réalisées avec des aiguilles de 50 microns et du fil 11-0 avec un fin porte-aiguille. Il utilise au microscope opératoire un grossissement de 20 X à 30 X ou même 40 X. Ainsi, la supermicrochirurgie demande un matériel particulier : microscope, instruments, fils fins jusque 14-0, invisible à l'œil nu. La diminution moyenne de diamètre du membre est de 4,1 cm après anastomoses lymphatico-veineuses.

En 2004, l'anastomose lymphatico-veinulaire mini-invasive sous anesthésie locale est publiée par Koshima. C'est le premier rapport sur la possibilité de la méthode du lambeau perforant.

La diminution moyenne de la circonférence en excluant l'œdème dans les deux jambes est significative. Le résultat de l'opération minimale sous anesthésie locale est valable.

L'expérimentation commence en 1910. Le Dr Baum étudie la possibilité d'établir des connexions des lymphatiques dans les veines, mais le matériel existant était inadapté à cette chirurgie.

En 1916, Sabin décrit la croissance lymphatique et les travaux sur la néogenèse lymphatique commencent. La chirurgie lymphatique débute véritablement au XXe siècle.

Les dérivations externes dans les éléphantiasis après mastectomie sont surtout réalisées par Sampson Handley (1872-1962), chirurgien anglais, en 1908 en Angleterre, puis Walther à Paris qui place des tubes de silicone entre les muscles des membres inférieurs et l'abdomen.

En 1911, Lanz à Amsterdam imagine des dérivations entre le tissu sous-cutané et les muscles et les os par des bandes de fascia lata. Les Prs Opel et Rosario font les mêmes essais.

En 1912, Kondoleon commence des résections de peau et de tissus sous-cutanés en réalisant de grandes cicatrices internes, et externes.

En 1945, Servelle en France identifie les collecteurs lymphatiques et commence à réaliser de la chirurgie de résection des collecteurs et des exérèses importantes avec greffe de peau.

En 1969, l'anastomose lymphatico-veineuse est une vraie préoccupation. À cette époque, Y. Yamoda au Japon rapporte l'anastomose lymphatico-veineuse pour lymphœdème.

Un nombre considérable de travaux et d'articles ont été publiés sur le traitement du lymphœdème, mais aucune méthode efficace pour le traitement chirurgical n'a été établie.

Sur la patte de chienne adulte, Yamoda réalise une anastomose lymphatico-veineuse termino-terminale avec 4 à 6 points de suture de monofilament 10-0 entre la veine saphène et un tronc lymphatique. Toutes les branches de la veine saphène ont été sectionnées pour prévenir toute arrivée de sang veineux. Ainsi, la veine saphène est transformée en un couloir lymphatique.

De plus les auteurs examinent la relation entre les pressions lymphatiques et veineuses au repos, et après massage. Ils notent que la pression lymphatique augmente fortement durant le massage et bien plus que la pression veineuse.

En 1981, Baumeister en Allemagne envisage de réaliser des pontages lymphatiques par greffes de vaisseaux lymphatiques, dans les zones fibrosées. Les chirurgiens japonais dont Yuona comparent les deux techniques, sans dégager réellement de conséquences.

En 1986, Corinne Becker et Geneviève Hidden (1926-2016) font, chez le rat, des évidements axillaires larges, puis réalisent des lambeaux libres inguinaux contenant des ganglions qu'elles greffent dans les zones d'adénectomie. Elles évaluent les résultats en microscopie optique, électronique et avec les isotopes. Il semble que les ganglions vascularisés et transplantés, gardent leur fonction si les vaisseaux (artère et veine) anastomosés aux vaisseaux receveurs sont perméables.

En 1988, elles présentent les sites donneurs possibles : ganglions inguinaux externes, sur les vaisseaux circonflexes iliaques superficiels, axillaires sur des branches de l'artère thoraco-dorsale, et cervicaux sur une branche de l'artère cervicale transverse. Parallèlement, des équipes en Suède approfondissent la régénération lymphatique après injection d'hormones de croissance. Corinne Becker, à l'INSERM, étudie les phénomènes qui interviennent dans la transformation graisseuse apparaissant dans les lymphœdèmes congénitaux.

Les progrès technologiques ont été nécessaires pour travailler au microscope opératoire, car les vaisseaux lymphatiques sont très fins ne permettant pas d'opérer à la loupe. Lorsque le collecteur est bloqué, la pression intralymphatique augmente considérablement.

En effet, les parois très fines des collecteurs lymphatiques sont les seules perméables aux macromolécules. Ces notions sont précisées par Olsewski Waldemar (1931-2020) en 1970. En 1962, Goldwin et Cocket réalisent les premières anastomoses lymphoveineuses chez des patients souffrant de lymphœdèmes périphériques. En 1967, White et Cole procèdent aux premières anastomoses in vivo dans les cas de lymphangiectasie intestinale chez des patients souffrant d'ascites chylifères. Dès 1967, les anastomoses lymphoveineuses de dérivations commencent à se réaliser sur tous les continents : en Australie avec Bernard O'Brien ; en Italie, avec E. Tosatti, Campisi et Fox ; en Tchéquie, Niebowicz ; en Pologne, Olsewski ; en France, Calderon et Gilbert ; au Japon, Yamada.

Les résultats sont décevants, car le principe de l'anastomose directe lymphoveineuse n'est pas efficace.

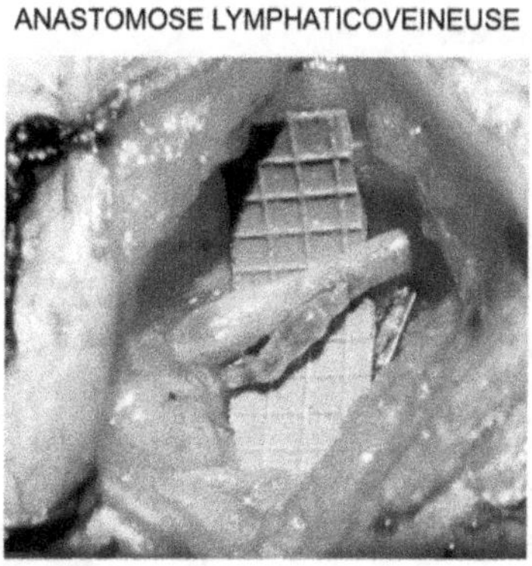

Anastomose lymphatico-veineuse.
Le canal lymphatique est reconnaissable à ses valvules © Corinne Becker.

Si le gradient de pression lymphatique, supérieur à la pression veineuse s'inverse lorsque la pression extérieure n'est plus appliquée par le patient, comme le bandage, ces dérivations qui sont grêles s'aplatissent et puis, se bouchent, thrombosent.

Actuellement, il persiste certaines indications aux anastomoses lymphoveineuses : les cas de lymphœdème où les canaux lymphatiques sont dilatés aux lymphangiographies préopératoires et les cas de thromboses, ou d'aplasie du canal thoracique. Ces nouvelles connexions permettent de court-circuiter les voies principales obstruées. Certains auteurs comme Campisi en Italie continuent à l'appliquer, avec une très bonne kinésithérapie associée, sinon il n'opère pas les patients dont la kinésithérapie est mal suivie pendant 5 ans.

En 1981, Baumeister en Allemagne propose de ponter l'obstacle lymphatique par apposition d'un greffon lymphatique qu'il prélève, comme un greffon veineux, sur la cuisse saine, sur la face interne.

Cette technique donne de bons résultats, mais demande une habileté technique au niveau du prélèvement et le canal doit être suffisamment large, de même qu'au niveau des anastomoses.

Actuellement, il reste le seul chirurgien à pouvoir réaliser cette technique avec succès. Une association à une kinésithérapie de contention très longue dans le temps est nécessaire.

En 1991, Campisi, en Italie, essaie d'utiliser un greffon veineux pontant l'obstacle lymphatique, mais sans succès, de même que l'abouchement d'un ganglion sur une veine. Il observe une thrombose immédiate.

En 1988, en France, Corinne Becker et Geneviève Hidden proposent de restaurer une forme d'anatomie en regreffant des ganglions autologues dans leur lit graisseux dans les zones d'adénectomies. Lors de cette intervention, la fibrose est d'abord levée, ensuite le greffon ganglionnaire est prélevé dans une zone où les ganglions ont leur propre vascularisation. Ces études anatomiques ont été réalisées en 1988 et reprises par les chirurgiens chinois dirigés par le Pr Chen chez le chien en 1990.

Ce greffon de ganglions lymphatiques est anastomosé comme un lambeau libre sur des vaisseaux receveurs de la zone privée de ganglion, c'est-à-dire à l'artère et à la veine. Il s'agit de ganglions lymphatiques autologues, ce qui évite les rejets. Corinne Becker publie ses premiers résultats cliniques en 1991 et le fera régulièrement jusqu'en 2009.

Aucune anastomose lymphatique n'est réalisée : c'est la graisse périganglionnaire qui reconstruit le drainage lymphatique. C'est la néogenèse lymphatique. Grâce aux études anatomiques plus précises et au développement des lambeaux perforants, le lambeau ganglionnaire est élargi (Becker, Assouad). Il pourra servir grâce à un lambeau abdominal élargi contenant des ganglions, basé sur les vaisseaux épigastriques superficiels supérieur, ou inférieur, à couvrir le thorax et à réaliser des reconstructions du sein après amputation de celui-ci. L'explication est que ce lambeau peut être utilisé, grâce aux possibilités de néogenèse lymphatique de la graisse périganglionnaire et de l'action immunitaire des ganglions en indication dans les traitements de lymphœdèmes congénitaux des membres inférieurs en 2004.

D'autres équipes utilisent cette technique et, tout en étant encore dans la phase d'apprentissage, obtiennent de bons résultats. Les études sur la transformation du lymphœdème en lipœdème sont très intéressantes du point de vue biochimique. Les études des hormones de croissance des canaux lymphatiques, réalisées en Suède et en Finlande (Pr Anne Saaristo) terminent le tableau des traitements multidisciplinaires. La kinésithérapie s'oriente progressivement dans la logique du traitement et complète la chirurgie. Lorsque l'obstacle est levé, les réponses sont bonnes.

Il ne faut pas attendre que les tissus se sclérosent et que les infections détruisent tout le réseau lymphatique. La lymphologie semblait oubliée, elle fait l'objet de nouveaux travaux.

L'observation de cette pathologie devant laquelle, en dehors des excisions des cas éléphantiasiques, nous étions désarmés, retrouve un énorme intérêt grâce aux développements technologiques : histochimie, biologie moléculaire, microscope électronique.

RÉFÉRENCES BIBLIOGRAPHIQUES :

- Battista B. N., Becker C., Germain M. Vascularized lymph node transfer for patients with secondary inferior limb lymphedema. Plast. Reconstr. Surg. 2013; 132: 32-33.
- Becker C. The treatment of lymphoedema with free nodes transplantations. International angiology. 2000; 19: 24.
- Becker C. & Hidden G. Transfer of free lymphatic flaps. Microsurgery and anatomical study. J. Mal. Vasc. 1988 ; 13 : 119-122.
- Becker C. Anatomie du système lymphatique du membre supérieur et conséquences thérapeutiques. Cahier d'enseignement de la Société française de la chirurgie de la main. 2001 : 27-33.
- Becker C. La chirurgie du lymphœdème, effet des greffes ganglionnaires. Mémoires de l'Académie nationale de chirurgie. 2008 ; 7 : 55-64.

- Becker C., Arrive L., Saaristo A., Germain M. & Fanzio P. Surgical treatment of congenital lymphoedema. Clin Plast. Surg. 2012 ; 39 : 377-384.
- Becker C. & Germain M. A. Guérir du lymphœdème. Histoire et avancées médicales. L'Harmattan. 2022.
- Germain M. A., La lymphe. De l'Antiquité au XXIe siècle. L'Harmattan. 2023.

Les avantages de la microchirurgie pédiatrique sont d'avoir les mêmes résultats et les mêmes succès que chez l'adulte. Celle-ci permet une reconstruction immédiate. Des centres spécialisés permettraient d'obtenir les meilleurs résultats et les meilleures rééducations. Il faut adresser tous les cas de sarcome dans les centres spécialisés. Certains microchirurgiens comme Alain Gilbert évoquaient la possibilité de réaliser des anastomoses avec des diamètres vasculaires ayant un calibre minimum de 0,7 mm.

Les vaisseaux de diamètre inférieur sont considérés comme trop petits. Chez l'enfant, les transplants tissulaires utilisés depuis vingt ans sont considérés comme techniquement réalisables et sûrs. L'avantage principal des transplants tissulaires est de reconstruire les pertes de substance en un seul temps, avec os et tissus mous. En effet, les greffes de peau et les expansions tissulaires produisent des cicatrices, et nécessitent plusieurs interventions. L'utilisation de lambeaux locaux ou de muscles pédiculés entraîne de nouvelles interventions et présente une morbidité : des cicatrices en particulier. Avec les lambeaux perforants comme le lambeau antérolatéral de cuisse et le lambeau circonflexe iliaque perforant, la morbidité est diminuée.

Quelles sont les interventions microchirurgicales utilisables chez l'enfant ? Ce sont essentiellement les anomalies congénitales, les dégâts traumatiques et les lésions tumorales. La reconstruction des déformations faciales et des anomalies congénitales de la main domine la fréquence. Les défauts traumatiques et tumoraux sont fréquents. Il faut penser à la croissance de l'enfant et minimiser la morbidité du site donneur.

Les défauts congénitaux :

1- L'asymétrie faciale domine

Les anomalies faciales congénitales nécessitent des transplants tissulaires comme dans l'atrophie hémifaciale de Romberg, les fentes palatines, le syndrome de Teacher Collins (maladie congénitale, malformation congénitale du visage des oreilles et des yeux). Beaucoup de ces enfants ont une asymétrie faciale due à une hypoplasie des tissus mous et osseux. L'apport de graisse non vascularisée a des effets imprévisibles avec le risque d'exclusion et d'infection. Les transplants libres vascularisés adipeux sont une bonne alternative. Shinton et coll. utilisent des lambeaux dé-épithélialisés. Les transplants libres sont souvent utilisés dans l'atrophie hémifaciale de Romberg : ce sont souvent les lambeaux scapulaires et para-scapulaires. Ces lambeaux fournissent une grande quantité de tissus et le pédicule vasculaire est long avec un calibre vasculaire de plus de 1 mm même chez le jeune enfant. En plus des lambeaux scapulaires et parascapulaires, le transplant d'omentum pour corriger l'asymétrie faciale a été utilisé. L'omentum a un bon pédicule vasculaire, long et de calibre adéquat. L'inconvénient réside dans le fait qu'il faut un abord abdominal. L'omentum est appelé aussi grand épiploon qui a des vaisseaux larges. Le tissu graisseux vascularisé peut être replié sur lui-même permettant la correction de la difformité faciale. Ce lambeau nécessite de réaliser une laparotomie, c'est un inconvénient. Le manque de structure pour accrocher ce lambeau est difficile à contrôler (phénomène de savonnage). La possibilité d'obtenir la formation de sérome est fréquente. Le prélèvement laparoscopique de l'épiploon est une option chez l'adolescent, mais pas chez le jeune enfant, car l'épiploon est pauvrement développé chez lui. Dans le syndrome de Romberg, le moment idéal de la chirurgie est controversé, mais beaucoup d'auteurs pensent que cela doit être fait quand l'anomalie est stabilisée. En comparaison, les études récentes ont montré les bénéfices des lambeaux vascularisés même pendant que la maladie est active, non stabilisée. La situation précoce du transplant libre vascularisé devrait théoriquement suivre la croissance complète du visage. Cependant, les auteurs ont observé que pour les défauts restants après la mise en place du transplant tissulaire, les injections de graisse d'origine abdominale ou inguinale peuvent améliorer le résultat cosmétique sans nécessiter une intervention majeure secondaire.

2- Les fentes palatines

Une autre condition qui peut bénéficier des transplants tissulaires libres, c'est la persistance d'une large fente de la lèvre et du palais qui n'a pas pu être corrigée lors de la réparation initiale en utilisant les tissus locaux. Futran et Haller ont rapporté l'utilisation du lambeau antébrachial (prélevé à l'avant-bras) pour réparer une large fistule palatine résiduelle avec de bons résultats. De plus, Mac Leod et coll. ont rapporté aussi de bons résultats avec l'utilisation du lambeau radial d'avant-bras et sans os pour de larges défauts du palais.

3- La réanimation faciale : la paralysie

L'histoire des transplants tissulaires pour traiter les paralysies faciales est longue. Cependant, les chirurgiens embarqués dans le traitement de ces lésions doivent avoir une connaissance des techniques chirurgicales pour traiter la condition de ces paralysies faciales d'origine nerveuse. Dans ces cas, la seule option positive est l'utilisation de transferts musculaires pédiculés ou vascularisés. Beaucoup des transferts de muscles locaux ne peuvent produire des expressions faciales synchrones involontaires comme le sourire. Le transplant fonctionnel de muscle gracilis est le traitement standard pour restaurer le sourire en cas d'absence de nerf ou de traumatisme facial. Les techniques à deux étapes qui consistent classiquement en nerf facial croisé suivi par un transplant musculaire. Une neurotisation produit peu de morbidité au site donneur et peut permettre une restauration synchrone du sourire. Les articles récents notent 11 % d'échecs avec ce procédé : ils sont liés à des complications du lambeau et à la non-croissance du nerf du côté opposé. Le Pr Bae et ses collègues ont exploré le choix des nerfs moteurs pour neurotiser le muscle transplanté et obtenir une fonction synchrone, et spontanée du visage. Leur résultat a démontré que l'effet final sur le mouvement des commissures labiales après la greffe de nerf transfacial et la neurotisation du transplant de gracilis, ou en utilisant le nerf du masséter est identique.

En 2009, Julia Terzis et Olivares publient leur expérience avec à la fois le muscle petit pectoral et le muscle gracilis chez 32 enfants suivis pendant 5 ans ou plus. L'étude montre une amélioration du sourire chez tous les enfants avec la possibilité que le muscle grandisse avec l'enfant et une amélioration de la fonction avec le temps.

4- Les déformations congénitales de la main chez l'enfant sont fréquentes avec une incidence de 1,97 pour 1 000 naissances.

La majorité des enfants avec des anomalies congénitales des mains s'accorde bien avec une reconstruction standard. Cependant, il existe 3 groupes d'enfants qui peuvent bénéficier de transfert libre de tissus : les enfants ayant une absence de doigt.

Les enfants avec une hypoplasie radiale. Et les enfants avec une pseudarthrose d'un os de l'avant-bras. Les causes de l'absence de doigt incluent adactylie, symbrachy-dactylie, absence de formation, main fourchue et constriction congénitale (syndrome d'anneau amniotique). Le transfert de gros orteil ou de second orteil est un moyen de récupérer la fonction d'une main chez ces enfants. Le but primaire de la reconstruction est d'établir un pouce utile pour l'opposition. Si un pouce est présent, les mesures de reconstruction ont pour but la création d'une situation où l'enfant peut opposer le pouce. Si possible la création d'un second doigt peut aider à la réalisation d'une pince. De plus, un second doigt peut permettre la stabilisation des doigts restants avec une pince de précision. Un pouce et deux doigts forment une pince puissante, et ils sont considérés comme le but de la reconstruction d'une main déficiente congénitalement. Jones et Kaplan ont décrit les indications de transplantation de pouce comme l'absence de pouce distal à l'articulation métacarpo-carpienne avec 4 doigts relativement normaux, un pouce absent avec seulement 1 ou 2 doigts restants sur le bord cubital de la main, et l'absence complète de pouce, et de 4 doigts. L'indication de transfert d'orteil pour la reconstruction des doigts absents est l'absence des 4 doigts, mais avec la persistance d'un pouce normal, et aussi l'absence complète des 5 doigts. Dans une étude de Kaplan et Jones, les auteurs démontrent une bonne évolution chez les enfants ayant une absence de doigts et qui ont eu une reconstruction avec des transplants d'orteil à la main. Les enfants récupèrent une fonction, des sensations et la reprise des activités quotidiennes.

Nikha a démontré le peu d'émotion dans les doigts transférés, mais tous les enfants ont une discrimination excellente à 2 points (5 mm à 2 points de discrimination). La stabilité digitale semble être le facteur clé après transfert d'orteil. La transplantation du deuxième orteil semble être utile dans la stabilisation du poignet en cas d'hypoplasie radiale.

Le Pr Simo K. Vikki de Tampere en Finlande utilise le second métatarse et la phalange proximale pour rétablir la colonne radiale. La procédure comporte deux étapes : en premier lieu, le poignet et les tissus radiaux sont distendus grâce à un fixateur externe avant de placer le transplant d'orteil. Après avoir aligné le poignet, le deuxième métatarsien et la phalange proximale sont transférés du côté radial du poignet. Le métatarsien est stabilisé sur le cubitus et l'extrémité distale de la phalange proximale est placée contre la base du scaphoïde. La technique de Simo Vikki permet la préservation de la flexion et de l'extension du poignet.

5- La pseudarthrose congénitale est le dernier objectif où le transfert de tissu a montré une amélioration par rapport aux méthodes classiques.

La pseudarthrose est la situation osseuse résultant d'un mauvais développement osseux. Elle peut résulter de neurofibrose ou de dysplasie fibreuse, et conduit à une atrophie osseuse et à une difformité.

Le traitement historique avec une greffe osseuse non vascularisée a de mauvais résultats : la non-consolidation et la fracture sont habituelles. La revue de la littérature montre que la consolidation est obtenue dans seulement 36 % des cas traités par immobilisation plâtrée et greffe d'os non vascularisé.

En 1981, Y. Allieu publiait deux cas traités par une greffe de péroné vascularisé. L'utilisation de transplant de fibula vascularisée permet une plus large résection d'os anormal et autorise l'utilisation de plaque et de vis de fixation qui entraîne une stabilité. De plus la fibula permet une reconstruction simultanée du radius et du cubitus, avec un seul transplant en forme de U.

6- Les lésions traumatiques

. *Le membre inférieur*

Les traumatismes sont l'une des causes les plus habituelles d'hospitalisation des enfants : collision avec les véhicules au niveau des 1/3 inférieurs et 1/3 moyens du membre inférieur.

Seulement, 10 transplants myocutanés et le transplant anté-brachial ont surtout été utilisés pour couvrir les pertes de substance de membres des enfants.

10 % des fractures de jambe de l'enfant sont ouvertes. Les lambeaux perforants sont utilisés avec une faible morbidité fonctionnelle et cosmétique. Ce sont donc des opérations qui restent localisées au membre.

. *Les traumatismes faciaux*

Upton et Guo soulignent que le plus grand nombre de lambeaux ont été réalisés pour la région cervico-céphalique. Au visage, la majorité des lésions traumatiques sont le résultat de brûlure.

. *Traumatisme du membre supérieur*

La macro-replantation du membre supérieur a été introduite dès 1903 par les chirurgiens vasculaires au laboratoire sur des animaux. Soixante ans plus tard, la première replantation d'un membre sectionné chez un garçon de 12 ans a été réalisée avec succès par Malt à Boston aux USA. Depuis la technique n'a cessé de s'affiner. Pour les pionniers de la microchirurgie, la survie du tissu replanté était en soi un succès. Aujourd'hui, la récupération fonctionnelle après replantation est le but important. Cela nécessite la stabilité osseuse, la motilité articulaire, la force musculaire et la sensibilité. Les équipes expérimentées soulignent la nécessité de plusieurs facteurs : gestion du temps d'ischémie, maîtrise de la séquence opératoire, surveillance immédiate du membre replanté et importance des procédés secondaires, dont la rééducation. Cependant, il faut noter le petit nombre de macro-replantations en Europe en raison des mesures de précautions. Les assurances exigent les traitements dans des centres universitaires. Il semble qu'une double équipe permet d'obtenir de bons résultats. En particulier, les lésions nerveuses sont reconstruites au premier temps opératoire afin de conduire plus rapidement et plus efficacement la rééducation. Plusieurs progrès du laboratoire ont permis d'améliorer la fonctionnalité du membre replanté. La perfusion continue du membre avant la replantation par le Fluosol, le Fluorocarbone ou le sang humain oxygéné permet de réduire les lésions ischémiques. Les appareils pour la surveillance des lambeaux ont été améliorés par des sondes ou des capteurs de température. L'évaluation de la perfusion par laser Doppler est aujourd'hui largement utilisée.

La mesure cutanée du flux sanguin est effectuée grâce au principe Doppler. Cet appareil donne de manière non invasive et en temps réel une information précise sur la vascularisation du membre replanté.

Il existe deux sortes de traumatisme du membre supérieur pouvant bénéficier d'une intervention de microchirurgie chez l'enfant : la réimplantation de doigts et les transferts de muscle vascularisé. La réimplantation de doigts et de membre doit être faite dans la majorité des cas. Le taux de succès pour la réimplantation en pédiatrie va de 63 % à 97 % des cas. En dépit de ces résultats imparfaits, la réimplantation doit être réalisée.

Dans une analyse récente par Berlin et coll. portant sur 455 enfants recevant une réimplantation, très peu d'enfants nécessitent une amputation secondaire et ils ont un séjour hospitalier plus court que les adultes pour la même pathologie.

Berlin a aussi noté que le taux de réimplantation pédiatrique est relativement bas et concerne seulement 27 % des enfants en une année. Pour les réimplantations, les résultats chez l'enfant sont meilleurs que chez l'adulte. Le succès est aussi noté pour le transplant de muscle pour restaurer la perte de la flexion du coude, la flexion et l'extension des doigts. La perte de fonction peut être le résultat de lésion du plexus brachial. L'utilisation des muscles gracilis, du semi-tendineux, du grand pectoral ou du muscle grand dorsal est réputée pour résoudre ces lésions traumatiques.

Manktelow Ralph T. a rapporté le premier transfert de muscle gracilis en 1984 chez un garçon de 4 ans. Il souffrait de perte de flexion des doigts en raison d'un syndrome de Volkmann.

Plus récemment, Upton et Guo rapportaient le succès de 10 transplants musculaires pour le syndrome de Volkmann en utilisant le gracilis chez 7 enfants et le latissimus dorsi chez 3 autres enfants.

Le traitement par greffe composée des amputations distales des doigts a été précisé par Jean-Marie Servant. Ainsi, lorsqu'une replantation digitale est impossible, les amputations traumatiques distales des doigts peuvent être traitées efficacement par une greffe composée de l'extrémité distale amputée. C'est le cas lorsque le niveau d'amputation passe par la houppe de P3 et emporte partiellement ou totalement l'appareil unguéal. La reposition peut être pratiquée sous anesthésie locale. Cette reposition-greffe est simple et fiable, et laisse possibles les méthodes alternatives. Grâce au raffinement de la technique, les résultats fonctionnels ont pu être largement améliorés. Cependant, les macro-replantations de l'extrémité supérieure, du fait de leur rareté, doivent être prises en charge par des équipes spécialisées dans des centres de replantations.

7- Reconstruction pour cancer

En cas de sarcome des os longs, la préservation du membre a des résultats supérieurs à l'amputation. Celle-ci doit être écartée. La préservation du membre est le but après résection de la tumeur.

Pour pratiquer une exérèse oncologique R0, une perte de substance est créée. Habituellement, des allogreffes ont été utilisées pour combler ces résections. Les complications bénignes ont été nombreuses : fractures qui consolident rarement et infection, c'est-à-dire échec. Les transplants vascularisés de fibula produisent un environnement ostéogénique. La reconstruction des os longs avec ce transplant a des complications bénignes : fracture du péroné qui consolide spontanément, car il est vascularisé ; délai prolongé pour obtenir l'hypertrophie qui limite l'activité physique, d'où l'intérêt d'associer une allogreffe corticale avec le transplant de fibula qui sera intramédullaire. La combinaison du transplant de péroné vascularisé et de l'allogreffe corticale rend ces greffes particulièrement intéressantes chez l'enfant. Moran a noté plus de 93 % de sauvetages de membres chez les jeunes enfants. Cette technique est devenue le « gold standard ».

8- Les allogreffes composées vascularisées

En 1964, la première transplantation de main a été réalisée par le Dr Robert Gilbert en Équateur. Le patient a présenté un rejet aigu et a nécessité une amputation 3 semaines après la transplantation.

En 1998, la première transplantation de main est réalisée par le Pr Jean Michel Dubernard (1941-2021) et ses collègues à Lyon.

Cette transplantation de main est suivie en 1999 aux États-Unis par le Dr Breidenbach. En juin 2014, le Dr Gurmaney et son équipe réalisent la première transplantation bilatérale de main chez un garçon de 8 ans. L'allogreffe vascularisée composée est une technique innovante qui améliore la qualité de vie en connaissant les risques de l'immunosuppression. Toutefois, la transplantation de main n'est pas considérée comme vitale. Cependant, dans le premier cas, l'enfant a subi une transplantation de rein et prend une immunosuppression. Cela justifie dans ce cas la transplantation de main (allogreffe). Des questions restent en suspens : quelle est la possibilité de croissance chez ces enfants, la croissance des muscles et les conséquences des épisodes de rejet ?

9- La croissance. L'épiphyse fibulaire proximale

. *Quelle est l'évolution des transplants pluritissulaires ?*

Les transplants de tissu mou grandissent avec la croissance du squelette. Les muscles transplantés seuls subissent une atrophie sauf s'ils sont innervés lors du transfert. Les muscles innervés grandissent, mais les muscles dénervés deviennent fibreux, limitent la croissance et produisent des contractures. En l'absence d'épiphyse aux extrémités de la diaphyse fibulaire, la croissance est absente. En 2008, le Pr Innocenti (Italie) publie un cas utilisant l'épiphyse proximale fibulaire. Ce transplant osseux a conservé son potentiel de croissance. Le Pr Innocenti et ses collègues ont observé la croissance de l'épiphyse pour la reconstruction du radius, et de l'humérus. L'épiphyse fibulaire proximale est vascularisée par 3 branches artérielles : géniculaire inférieure, une branche récurrente de l'artère tibiale antérieure et une branche issue des vaisseaux poplités.

. *Les centres pédiatriques*

Il existe un intérêt à avoir un centre pédiatrique de transplants tissulaires. Il faut en effet des centres qui offrent l'expérience pour sauver les membres lors d'un cancer et pour réaliser l'anesthésie pédiatrique. Diriger ces enfants sur les centres spécialisés est une nécessité. L'administration de bloc axillaire est bénéfique. L'administration d'antalgiques par cathéter est utile. Ainsi, la microchirurgie de reconstruction et la transplantation de tissu sont réalisées dans le domaine des pertes de substance de l'enfant. Bien que la procédure soit compliquée, le transplant tissulaire donne de meilleurs résultats fonctionnels et cosmétiques que les chirurgies conventionnelles. Les progrès dans l'instrumentation permettent d'opérer chez l'enfant avec le même taux de réussite que chez l'adulte.

RÉFÉRENCES BIBLIOGRAPHIQUES

- Al Saflan A., May P., Revol M. & Servant J. M. Traitement par greffe composée des amputations distales des doigts : à propos d'une étude clinique de neuf cas. Ann. Chir. Plast. Esthét., 2010 ; 55.
- André A., Rongières M., Laffosse R., Paihe R. et al. Réimplantation croisée de la main : urgence anatomique. Ann. Chir. Plast. Esthét. 2015 ; 60 : 340-345.
- Leclere F. M., Germain M., Büchler U., Vögelin E. Macroreplantations of the upper extremity: surgical technique and research progress. E-mémoires Acad. Ntle Chir. 2013 ; 12 : 09-012.
- Pei G., Xiang D., Gu L., Wang G., Zhu L. et al. A report of 15 hand allotransplantations in 12 patients and their outcomes in China. Transplantation. 2012 ; 94 : 1052-9.
- Prucz R. B. & Friedrich J. B. Upper extremity replantation : current concepts. Plast. Reconstr. Surg. 2014; 133: 333-42.
- Gold A. H. & Lee G. W. Upper extremity replantation : current concepts and patient selection. J. Trauma. 1981 ; 21 : 551-7.
- Kutz J. E., Sinclair S. W., Rao V. & Carlier A. Cross-hand replantation: a preliminary case report. J. Micr. 1982 ; 3 : 251-4.
- Reagan D. S. & Reagan J. M. Emergency cross-arm transfer. Plast. Reconstr. Surg. 2000; 1206 : 648-52.
- Harvey Z. T., Potter B. K., Vandersea J. & Wolf E. Prosthetic advances. J. Surg. Orthop. 2012 ; 21 : 58-64.

Microchirurgie intracrânienne – La neurochirurgie

Actuellement, les neurochirurgiens sont fiers d'utiliser les microscopes opératoires. Mais, ce n'est pas toujours le cas et plusieurs centres prestigieux n'acceptent pas l'idée du microscope.

En 1950, William House (1923-2012), chirurgien américain, commence à explorer de nouvelles techniques pour la chirurgie de l'os temporal. Il développe l'abord de la fosse moyenne, perfectionne l'approche translabyrinthique et utilise ces techniques pour l'ablation des tumeurs du nerf acoustique.

Le premier neurochirurgien à utiliser le microscope opératoire est un chirurgien turc, le Dr Gazi Yasargyl. En 1953, il étudie la chirurgie neurovasculaire dans un travail avec le Pr Hugo Krayenbühl en Suisse. Son idée intéresse le Dr Pete Donaghi qui invite le Dr Yasargyl dans son laboratoire de microchirurgie à Burlington, dans le Vermont. Après son retour à Zürich en 1967, le Pr Yasargyl se concentre sur les applications cliniques de ces nouvelles inventions. Il résume son expérience dans trois livres de microchirurgie. Cette microchirurgie cérébrale concerne en particulier les anévrismes intracrâniens.

Ils consistent en une affection cérébrale vasculaire fréquente chez l'adulte, mais rare chez l'enfant. Leur fréquence est de 0,5 à 4,6 % de tous les anévrismes. Les intracrâniens dans la population pédiatrique diffèrent de celle de l'adulte dans leur localisation. Ces anévrismes sont souvent ignorés et diagnostiqués tardivement. Dans 75 % des cas, ces anévrismes sont localisés dans la portion postérieure du crâne. L'origine habituelle de l'artère est la carotide interne. Des anévrismes multiples sont rencontrés dans 8,7 % des patients (66 % des patients sont des garçons). Le signe le plus habituel est la céphalée suivie par la diminution de la conscience et les paralysies. La fréquence de rupture au moment du diagnostic est de 55 % à 87 %. Dans la population pédiatrique, l'anévrisme intracrânien est associé à certaines maladies comme les nausées, et le syndrome de Marfan.

Le Pr Lasjaunias (1948-2008), radiologue français spécialisé en neuroradiologie, précise que chez 59 cas d'enfants de moins de

15 ans, 5 d'entre eux ont eu des maladies familiales. Le traitement de ces anévrismes intracrâniens est d'exclure ces anévrismes de la circulation cérébrale sans interrompre la circulation normale. Le traitement endovasculaire a été utilisé largement comme traitement intracrânien. Le traitement endovasculaire a augmenté entre 2000 et 2015. Dans une méta- analyse de 560 cas d'anévrismes pédiatriques intracrâniens, Yasin et coll. précisent qu'il n'y a pas de différence à distance entre les deux traitements : endovasculaire et chirurgical. Il semble toutefois que le traitement endovasculaire est plus sujet à récidive que la chirurgie, car le matériel endovasculaire utilisé est moins durable. Le coût du traitement endovasculaire est plus élevé que celui de la chirurgie intracrânienne. Les hémorragies et le vasospasme au cours des anévrismes intracrâniens ont des conséquences moins graves que chez l'adulte. Ainsi, les anévrismes intracrâniens chez l'enfant sont rares, mais doivent être reconnus.

En mai 1974, Sherman Silber, un urologue américain, rencontre Earl Owen, chirurgien plasticien de Melbourne, en Australie, à la conférence du Royal College des Chirurgiens à Sydney. Earl Owen était un microchirurgien renommé ayant fondé l'International Microsurgical Society en 1969 et de plus qui était concerné par la vasovasostomie en Australie en 1971. À l'époque de la réunion de Silber, Earl Owen travaillait sur une transplantation d'organes. En pionnier, Silber avait mis au point une méthode microchirurgicale en 1973 pour faciliter ces études avec la transplantation de rein chez le rat en utilisant des lunettes avec un grossissement de 2 fois, des pinces mosquitos de 1 mm d'épaisseur et du fil de suture 9-0. Initialement intéressé par la transplantation, la réunion de Silber et la collaboration avec Earl Owen devaient changer radicalement la carrière de ce dernier, l'entraînant à se spécialiser dans les techniques microchirurgicales en urologie, dans l'infertilité masculine où il avait plus d'opportunités de découvertes. La collaboration entre Earl Owen et Silber devait aboutir l'année suivante à l'Université de Californie à San Francisco où Silber a confectionné une vasovasostomie en deux plans utilisant du fil de suture 9-0 et 10-0 et un microscope opératoire Zeiss. C'était la première technique utilisée aux États-Unis. Cependant, une controverse est apparue sur le fait que Silber et Owen étaient vraiment les premiers à réaliser la vasovasostomie microchirurgicale. Bien que Earl Owen ait échoué à publier sa découverte jusqu'en 1977, deux ans après que Silber ait publié sa technique, il semble que la première vasovasostomie ait été réalisée par Earl Owen en 1971.

L'approche microchirurgicale de Silber a obtenu un plus grand succès comparé avec les techniques non neurochirurgicales. Ainsi, il a obtenu 71 % de succès avec la microchirurgie et 40 % avec la technique non neurochirurgicale. Après le succès et la reconnaissance de la vasovasostomie microchirurgicale en 1978, Silber a décrit une épididimo-vasostomie termino-terminale permettant aux chirurgiens de franchir l'obstacle de 1 à 2 mm de calibre d'épididyme. La technique termino-terminale permet une union entre les vas défens et l'épididyme plutôt que le trajet fistuleux qui était obtenu par l'union approximative entre le vas deferens et l'épididyme.

En 1983, L. V. Wagenknecht de l'Université de Hambourg introduit la technique latéro-latérale, souvent utilisée par beaucoup de microchirurgiens urologues, qui sera employée en 1986 par Ingemar Fogdestam, un chirurgien plasticien suédois et ancien élève du St Vincent's Hospital à Melbourne. L'épididimo-vasostomie sera plus tard développée par Larry I. Lipshultz qui utilisait la technique microchirurgicale pour corriger la pathologie épididymaire entraînant la microchirurgie dans le domaine urologique. Une avancée comparable a été faite pour la vasovasostomie par beaucoup d'autres chirurgiens, incluant Joel Marmar et Anthony Thomas qui ont décrit la vasovasostomie transseptale en 1985. Récemment, Richard Berger a décrit la triangulation termino-latérale pour la vaso-épididymostomie.

Cette technique a été développée par Marc Goldstein, médecin soutenu par Silber en 1978-1979, qui a publié sur la transplantation microchirurgicale des testicules du rat. Cette recherche associée au travail de Silber a établi l'utilisation de la microchirurgie pour traiter les pathologies testiculaires.

L'expérience de Goldstein a servi au développement de la microchirurgie urologique à New York. La réimplantation d'un pénis amputé est aussi aidée par les techniques de microchirurgie, en facilitant les microanastomoses neurovasculaires et en restaurant les sensations du pénis après amputation.

Durant l'été de 1976, le chirurgien d'orthopédie japonais Susumu Tamai et le chirurgien plasticien américain Benjamin E. Cohen ont aidé les urologues à réimplanter un pénis en utilisant un grossissement important pour les anastomoses vasculaires, et nerveuses pour une guérison de la fonction pénienne.

En 1981, Andrew Novick utilise une reconstruction microvasculaire pour réaliser la guérison de lésions des artères intrarénales. En 2023, Ira Sharlip utilise les techniques microchirurgicales pour revasculariser un pénis en implantant l'artère épigastrique inférieure dans le corps caverneux, permettant et recouvrant la fonction érectile de plus de 40 % des hommes soignés. L'utilisation des techniques microchirurgicales dans le traitement de la varicocèle en utilisant une approche inguinale a été présentée en priorité par Marc Goldstein en 1983 à l'Académie de médecine de New York.

En 1985, l'approche inguinale pour le variculectomie est décrite par Joel Mamar représentant une autre approche populaire. Le premier cas de réparation microchirurgicale de varicocèle est publié.

L'histoire de la microchirurgie en urologie n'est pas limitée au développement des techniques chirurgicales. Cependant, beaucoup des progrès réalisés en microchirurgie opératoire ne sont pas en relation avec la pratique urologique. Robert Acland, chirurgien orthopédiste et de la main à l'Université de Louisville aux USA, a été déterminant pour convaincre le fabricant d'instruments suisse Werner Spingler et Eugen Tritt, propriétaire de S&T Microsurgical Instruments, de développer des fils plus fins et des aiguilles fines facilitant les sutures. De plus, Acland a déterminé l'ergonomie microchirurgicale en utilisant des instruments à corps arrondi.

Des améliorations du microscope ont aussi été attribuées à Peter Horenz. D'autres améliorations incluant la coagulation bipolaire, les lampes au xénon, des instruments plus fins et des microscopes à grossissement variable ont conduit à des progrès technologiques facilitant le fonctionnement et contribuant à améliorer les résultats. Ainsi, des instruments comme les Lipshultz Pattern Scissors ont été développés par des urologues reconnaissant les besoins d'optimiser les outils chirurgicaux. Le travail de quelques pionniers en microchirurgie a fait grandement progresser cette discipline. Le travail du Vasovasostomy Study Group mené par Arnold Belker en 1980 a contribué à intéresser la microchirurgie urologique en rapportant plus de 1 400 corrections de vasectomie avec microchirurgie. L'entraînement en microchirurgie urologique a été introduit par Larry I. Lipshultz en 1981 générant une rapide croissance en microchirurgie urologique.

La pratique de la microchirurgie en urologie s'étend particulièrement avec l'usage grandissant du robot chirurgical Da Vinci qui a été appliqué à inverser la vasectomie. L'anastomose urétrale et urétérale, les réparations des hypospades et celles des lésions testiculaires pour traiter les douleurs chroniques ont été permises grâce à la microchirurgie.

Le futur de la microchirurgie

L'histoire des premières techniques de suture vasculaire est un bon modèle pour analyser les différentes étapes de l'innovation en chirurgie. Les pionniers empruntent souvent des chemins semés d'embûches, d'erreurs ou d'échecs. Parfois, la victoire est là, brillante ou plus modeste. La première microsuture devient un jour possible pour plusieurs raisons : des travaux ont été réalisés au laboratoire permettant à la technique chirurgicale d'être au point. Les pionniers vont oser l'application humaine.

La réglementation a considérablement compliqué les démarches, et les déclarations papier sont contraignantes. Le futur peut s'annoncer brutal, mais ce n'est plus cet événement étranger qui nous tombe dessus comme la foudre. Nous savons ce qui arrive, nous connaissons les tendances à long terme, les projections, les alertes, les nécessités. Plus que jamais, le futur frappe à la porte, mais il est plus juste de dire que c'est nous qui frappons à la porte du futur en nous posant collectivement des questions exigeantes sur l'avenir de nos choix et des modèles qui nous guident pour l'heure. Il s'y exprime des réticences à entrer dans une nouvelle ère. Cependant, une idée est paradoxale : il n'y a pas de prospectives possibles sans mémoire. Regarder loin devant, anticiper, imaginer le futur, tout cela n'a aucun sens sans le bagage de l'histoire, sans le recul sur ce qui s'est passé. Plus on prétend regarder loin devant, et c'est particulièrement le cas aujourd'hui, moins il faut oublier de regarder loin derrière.

Le philosophe Michel Serres a écrit dans *Temps de crise* (Le Pommier (éd.), 2009) : « *L'importance d'un événement se mesure à la longueur de l'ère qu'il achève.* »

L'aviation et l'automobile ont initié le futur de la microchirurgie vasculaire et nerveuse. *« En effet, il existe des automobiles qui savent se garer automatiquement, seules, sans aucune intervention du conducteur, et sans faire d'erreur ».* Également, l'automobile peut se conduire automatiquement sur autoroute, sans intervention du conducteur. En cas d'obstacle surgi brutalement, elle s'arrête immédiatement et seule. On peut ainsi imaginer l'avenir de la microchirurgie. Probablement que la microsuture automatique est prometteuse. La suture serait réalisée par un robot que l'on aurait enseigné auparavant. Les anastomoses vasculaires et les sutures nerveuses seraient automatisées. En effet, les sutures automatiques sont idéales et régulières. L'intelligence artificielle jouera également un rôle majeur. Il semble vraisemblable que la microchirurgie sera réalisée par un robot et donc automatisée. En particulier, pour les anastomoses. On demandera à une machine de réaliser les anastomoses, avec un recalage microchirurgie-robot. Beaucoup de spécialistes travaillent sur ce projet, mais cette démarche est confidentielle. L'innovation contemporaine en chirurgie se situe à la convergence de domaines distincts, mais intriqués, avec les domaines scientifiques, l'aspect technique, la bio-ingénierie tissulaire. Les progrès dans ces différents domaines sont nécessaires et interdépendants pour la réussite globale du processus innovant. Un autre chapitre aborde l'acte de microchirurgie avec le robot. C'est probablement une question d'avenir. Nous avons peu de chiffres sur ce sujet. Seul, l'avenir nous le dira.

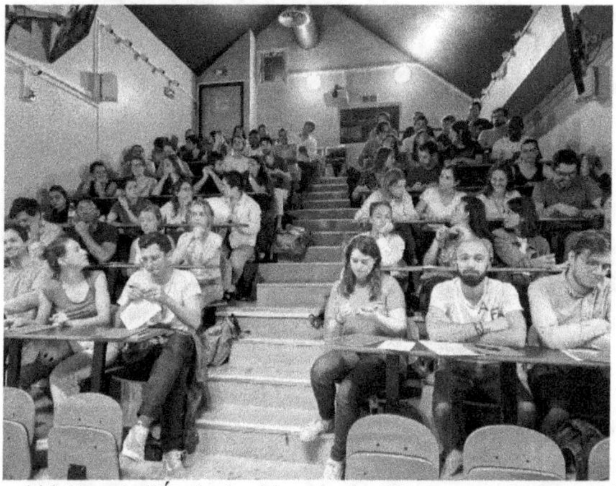

L'amphithéâtre de l'École de chirurgie des Hôpitaux de Paris (AP-HP) © Jean-Luc Vignes & Nathalie Poitevin.

La salle de cours de l'École de chirurgie de Paris. Un cours récent de microchirurgie y est enseigné.

Deux domaines sont surtout à enseigner en microchirurgie au laboratoire : les anastomoses vasculaires et les sutures nerveuses.

Avant de confier à un étudiant un animal vivant, on lui remet des compresses, puis des tubes en silicone et de nouvelles technologies. Étant un microchirurgien de la première génération en France, l'enseignement m'est apparu fondamental : partager son savoir. Quel est l'enseignement de la microchirurgie à l'école de microchirurgie de Paris (AP-HP) ? C'est une année préparatoire suivie d'une année pour le diplôme universitaire.

L'année préparatoire comporte un enseignement théorique sur toutes les principales activités chirurgicales. Celui-ci est complété par une après-midi par semaine d'une activité pratique de suture. Le diplôme universitaire est délivré sous l'autorité de l'Université Pierre et Marie Curie à Paris où je poursuis l'enseignement. L'enseignement du diplôme universitaire comporte 24 heures de cours théoriques et 120 heures de travaux pratiques. Les étudiants doivent fournir un mémoire à la fin de l'année scolaire et je les ai souvent guidés dans le choix de leur travail axé sur les anastomoses et les transplantations.

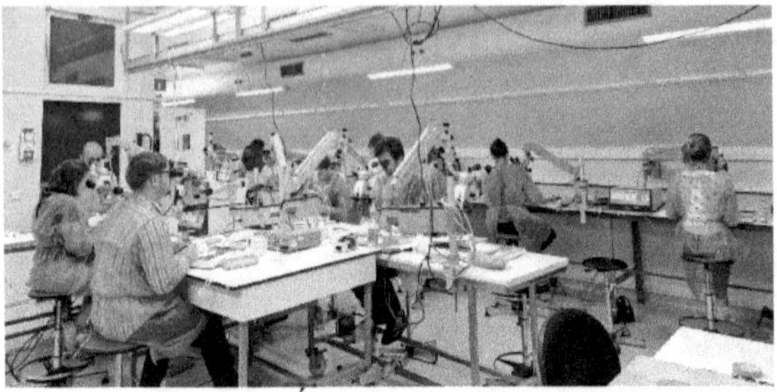

Le laboratoire de microchirurgie. École de chirurgie des Hôpitaux de Paris (AP-HP) © Jean-Luc Vignes & Nathalie Poitevin.

Un rapport sur leur activité de chirurgie expérimentale leur est également demandé. L'examen écrit comporte des sujets aussi variés que la neurologie, le vasculaire ou les lambeaux, puis vient l'examen technique ayant une forte note pour l'examen final. Il dure deux demi-journées.

Ex. : dissection de l'aorte chez le rat, anastomose de vaisseaux de calibre différent, suture de nerfs.

La transplantation d'organes proposée est souvent celle du rein.

L'anesthésie comporte un mélange de kétamine et chlorpromazine. Les rats sont anesthésiés par une injection intramusculaire d'un mélange de 100 mg/kg de kétamine (Kétamine 1000 Virbac) et de 10 mg/kg de Xylazine (Rompin 2 %). Le maintien de l'anesthésie pendant la procédure se fait à raison de 1/3 de la dose initiale à chaque réinjection. L'analgésie est assurée par une injection en sous-cutanée de Buprénorphine (Buprecare) (0,05 mg/kg) 15 minutes avant l'anesthésie. Si l'intervention dure plus de 3 heures, on rajoute une dose pour maintenir l'analgésie de l'animal. Un médicament antalgique est injecté en intramusculaire après l'anesthésie : Bittietare.

Les rats conservés reçoivent un antalgique placé dans le biberon d'Aspégic ou de Doliprane. Le traitement antalgique des animaux est une obligation.

L'enseignement de la microchirurgie comporte des exposés oraux, des dessins à la craie au tableau en expliquant la démarche et les techniques utilisées. À l'école de chirurgie des Hôpitaux de Paris, nous disposons de 20 super vidéos montrant les techniques chirurgicales principales. Nous n'utilisons pas Internet pour l'enseignement de la microchirurgie, car la correction des gestes est difficile et l'explication est délicate. Au début, les étudiants suturent des compresses avec du fil 9-0. Le but est d'acquérir la gestuelle de microchirurgie. Puis, ils réalisent l'anastomose de tubes de silicone fins en utilisant le double clamp vasculaire. Le diamètre du tube est de 1,2 mm. Le tube est sectionné perpendiculairement. Le but est de respecter la biangulation symétrique avec du fil 9-0, de placer les points d'angle. Le serrage des points est contrôlé visuellement.

L'horloge microchirurgicale est un dispositif d'entraînement conçu pour pratiquer des sutures sous tous les angles, y compris les plus inconfortables. C'est la première étape avant de passer aux dissections animales au cours du diplôme de microchirurgie. Cette épreuve permet de s'initier au maniement des instruments sous microscope opératoire. Le support représente un socle rigide où sont disposées des aiguilles, ayant un chas, deux par deux, en forme de cercle.

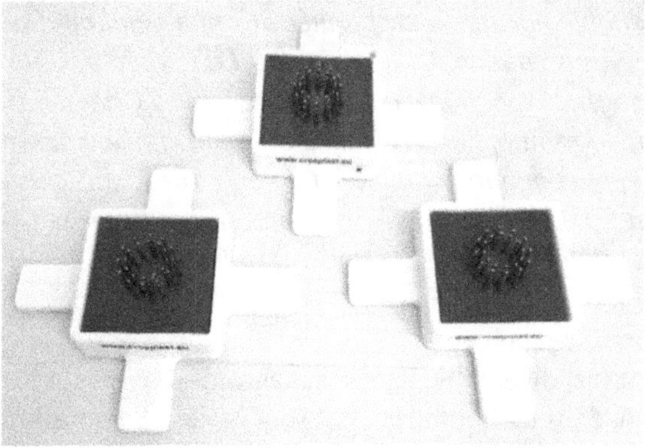

L'horloge microchirurgicale © Jean-Luc Vignes & Nathalie Poitevin.

L'objectif de l'exercice est de passer le fil de suture, entre chaque chas (trou de l'aiguille) des aiguilles, jusqu'à faire le tour complet du cercle.

La « double horloge » ou comment apprendre la microchirurgie sans animal. L'apprentissage de la microchirurgie passe le plus souvent par un diplôme d'université qui offre la possibilité d'exercices expérimentaux encadrés sur l'animal. Si celui-ci reste un outil formidable pour l'entraînement, il convient de limiter au strict nécessaire le nombre d'animaux utilisés.

L'objectif de ce travail est double : améliorer la formation des étudiants en élargissant leurs possibilités d'entraînement et limiter par la même occasion l'expérimentation animale avec un bénéfice attendu éthique, et financier. Nous proposons une méthode d'entraînement éthique pratique et peu onéreuse qui utilise des aiguilles de couture munies d'un chas. Ce matériel d'entraînement permet de réaliser des passages de fil de microchirurgie dans des chas d'aiguilles de couture disposées en cercle. Plus précisément, 24 aiguilles sont disposées en deux cercles sur un bloc de polystyrène représentant une « double horloge ». Pour intégrer nos manipulations dans notre enseignement, nous avons également créé une grille de notation spécifique.

Nous rapportons le travail de Dumont et de ses collègues du CHU de Lille. *« Au total entre novembre 2010 et juin 2011, quinze internes de chirurgie ont suivi le diplôme universitaire de microchirurgie dispensé à la Faculté de médecine Henri Warembourg de Lille. Voici leurs commentaires. »*

« La double horloge a été ajoutée aux huit manipulations microchirurgicales à valider déjà existantes. La totalité des participants l'a jugée efficace comme outil pédagogique. Chaque étudiant a utilisé en moyenne 20 rats par an. Cette année nous avons pu réduire notre commande animale totale de 10 %, soit une économie d'environ 30 rats. Nous avons fait progresser la formation de nos étudiants tout en limitant le nombre d'animaux utilisés. »

. La nouille japonaise

Celle-ci est disponible dans les magasins d'alimentation. Celles-ci baignent dans un liquide et elles sont molles. La nouille est pleine et on réalise une lumière avec un poinçon longitudinalement dans celle-ci. Il existe des nouilles creuses.

La nouille est clampée avec les doubles clamps vasculaires, puis elle est coupée. Les deux berges sont affrontées. La suture de la nouille est réalisée au fil 10-0. Les points de biangulation sont symétriques. Huit points sont suffisants. Pour le contrôle, la nouille est ouverte longitudinalement. La répartition des points et le serrage des fils sont examinés.

. La cuisse de poulet fraîche

Elle permet de réaliser l'anastomose de l'artère et de la veine fémorales après section, et la suture du nerf fémoral dans des conditions correctes (Nathalie Poitevin, AP-HP).

. Le ver de terre (lombric)

Ce ver est intéressant : sa paroi est proche de celle des artères. Après l'avoir vidé de son contenu, le ver est placé sur le double clamp vasculaire. Il est sectionné, les berges sont rapprochées et sont suturées au fil 9-0 à points séparés.

. Le rat vivant anesthésié

L'anastomose de l'artère aorte, puis de la veine jugulaire externe est ensuite réalisée sur le rat vivant et anesthésié. Elle permet de juger la perméabilité et l'étanchéité des sutures.

. Les sutures nerveuses

Précisons d'abord la structure d'un nerf. Un rappel s'impose.

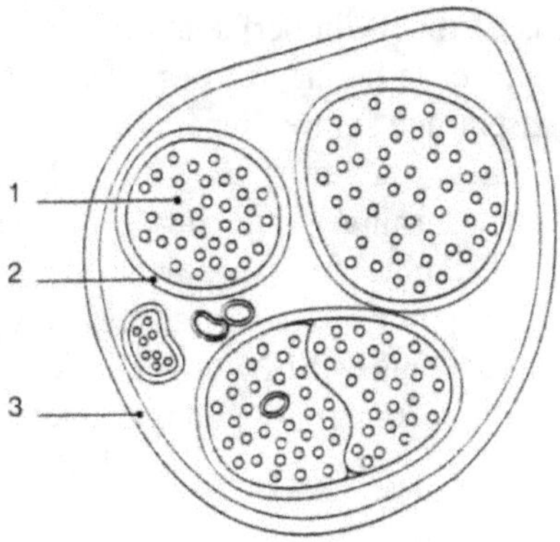

Structure d'un nerf périphérique, avec :

. Le fascicule ;
. L'épinèvre ;
. Le périnèvre

© M. A. Germain.

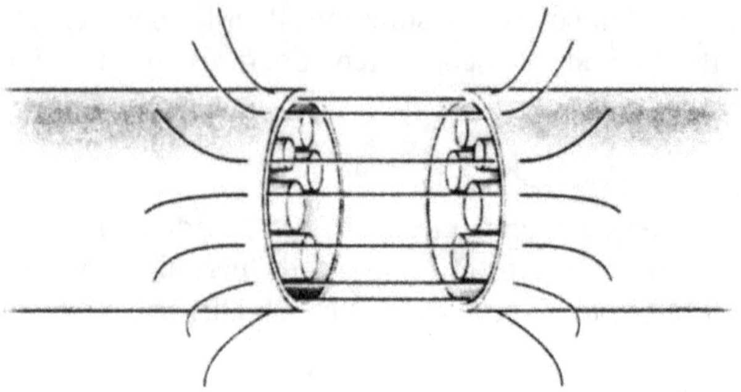

Suture épineurale

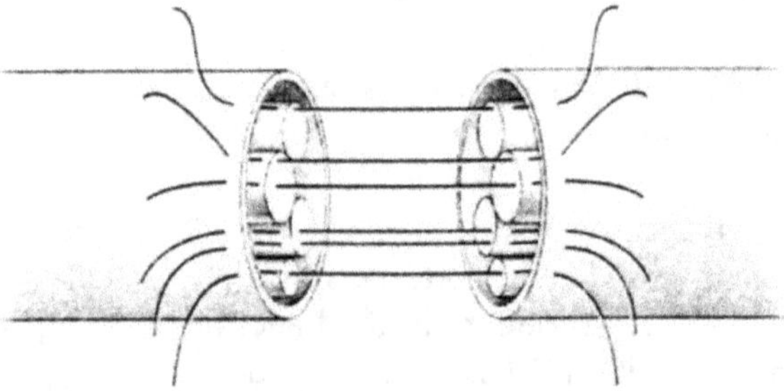

Suture épipérineurale recommandée aux étudiants.
Schéma des sutures nerveuses. © M. A. Germain.

Le matériel utilisé est la cuisse de poulet fraîche comportant le nerf fémoral. Deux éléments du nerf sont utilisables pour la suture nerveuse : l'épinèvre et le périnèvre. Les élèves sont formés à la technique. Ils réalisent une suture épipérineurale qui solidarise les deux éléments : épinèvre et périnèvre. Moins il y a de points de suture, meilleur est le résultat de la suture, par diminution de la fibrose. La suture est réalisée par deux points, elle est complétée par de la colle biologique appliquée sur les tranches nerveuses. Elle peut l'être aussi par quatre points de fil 10-0 sans colle.

À l'école de chirurgie, nous enseignons la suture épipérineurale.

Nous[1] avons enseigné la microchirurgie surtout : au Canada, aux États-Unis et en République populaire de Chine ainsi que dans de nombreux pays en Europe où nous avons développé la suture épipérineurale. Nous continuons toujours cet enseignement.

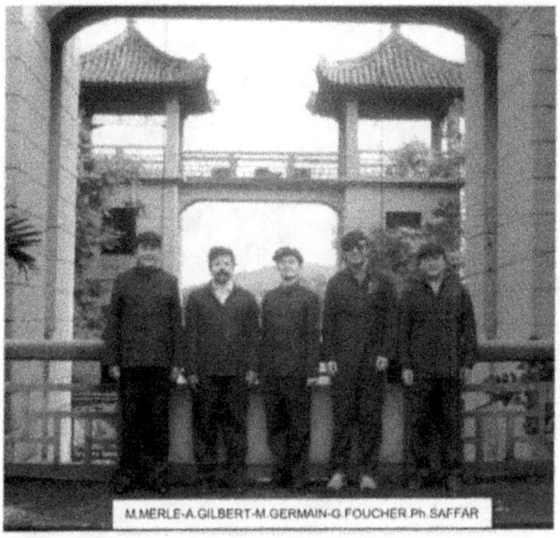

Les membres de la 1re mission française de microchirurgie en République populaire de Chine, à Shanghai. 1980. Tous vêtus de costumes Mao
© M. A. Germain.

[1] Nous de majesté.

ANNEXES

- Annexe 1 : Histoire de la transplantation d'organes.
- Annexe 2 : Hommage au Pr Jean-Michel Dubernard.
- Annexe 3 : Hommage au Pr Michel A. Germain.

ANNEXE 1 : HISTOIRE DE LA TRANSPLANTATION D'ORGANES par le Dr Xavier Riaud[2]

À la fin de sa carrière, Jean-Michel Dubernard a défendu l'œuvre chirurgicale d'Alexis Carrel et les avancées médicales qui en ont découlé. Notre homme a même revendiqué une filiation chirurgicale avec son prédécesseur. Pourtant, enfant de la Résistance, Jean-Michel Dubernard ne s'est jamais exprimé sur les idées politiques et eugénistes de son aïeul médical[3]. Vu son implication personnelle dans la Résistance, chose dont il était fier, il est évident malgré tout qu'il n'approuvait pas au fond de lui la fin de parcours de cet autre chirurgien lyonnais. Toutefois, selon lui, l'œuvre médico-chirurgicale prévalait sur tout. Il admirait l'intelligence et tout esprit constructif, ce qui était pour lui plus important que tout[4].

« On ne peut que constater l'intérêt très marqué pour la transplantation à Lyon. Depuis la fin du XIXe siècle, il ne s'est jamais démenti. Il tire sans doute son origine des pionniers en la matière, Mathieu Jaboulay et Alexis Carrel. Leurs travaux ont fait rêver et, depuis, l'imaginaire de la transplantation continue de génération en génération... » (Badet et al., 2021)

Dès 1952 et la première greffe rénale du Pr Jean Hamburger, Jean-Michel Dubernard était obsédé par la possibilité de réaliser une greffe. Il en rêvait depuis l'enfance. Il dira même un jour à Gil, son fils, gynécologue, et à Lionel Badet : *« Il faut vous lancer dans la greffe d'utérus[5]. »*

Pour aboutir aux greffes effectuées par Jean-Michel Dubernard, le chemin a été long et a été parsemé d'écueils comme le rappelle brièvement ce texte.

---

[2] Membre libre de l'Académie nationale de Chirurgie, Membre titulaire de l'Académie nationale de Chirurgie dentaire, Médaille de vermeil du Conseil national de l'Ordre des Chirurgiens-dentistes.

[3] Avec tous mes remerciements au Pr Philippe Bonnichon, membre de l'Académie nationale de Chirurgie, et à Mme Marine Fontaine pour leur article remarquable qui m'a été d'une aide considérable.

[4] Propos confirmés par son fils Gil et Mme Camille Frances-Dubernard.

[5] Témoignage inédit du Pr Gil Dubernard recueilli par téléphone le vendredi 19/05/2023.

Définitions (selon le *Dictionnaire de l'Académie nationale de Médecine*, 2021)

- Greffe : Opération qui consiste à prélever des cellules, un tissu ou un organe sur un donneur pour les introduire chez un receveur pour pallier une perte de substance ou remplacer un organe défaillant.

- Transplantation : Opération chirurgicale réalisant l'insertion dans un organisme humain d'un organe ou d'un fragment de membre appartenant au même organisme ou à un autre de même espèce.

- Autogreffe : Greffe dont le greffon est prélevé sur l'individu qui le reçoit. La première autogreffe est attribuée à von Walther (1782-1849), ophtalmologue et chirurgien allemand, en 1820. La popularisation de l'autogreffe est due à un chirurgien américain, Albee, qui publia un livre sur les techniques d'autogreffe osseuse en 1915.

- Allogreffe : Greffe de tissus ou transplantation à partir d'un donneur génétiquement différent de la même espèce animale. La première allogreffe est réalisée chez un enfant par McEwen à Glasgow en 1879 et, chez un adulte, par Poncet (1848-1913), chirurgien militaire français, à Paris en 1887.

- Xénogreffe : Greffe provenant d'un sujet d'une espèce différente. La première xénogreffe (bovin) est attribuée à Percy (1754-1825), chirurgien militaire de la Grande Armée vers 1800.

L'os est le tissu humain le plus greffé. La greffe osseuse est une des plus anciennes greffes de tissus. Les diverses mythologies donnent peu d'exemples de transplantation. Par contre, ce n'est pas le cas des légendes chrétiennes qui en foisonnent.

Au IIIe siècle, deux frères jumeaux d'origine arabe, Côme et Damien, exercent gratuitement la médecine dans une ville de Cilicie, une région de l'actuelle Syrie. Pour diffuser la foi chrétienne dont ils se réclament, les deux saints dispensent gratuitement leur art, aux hommes et aux animaux. Saint Côme et saint Damien, aujourd'hui saints patrons des chirurgiens, ont réalisé la première allogreffe de jambe au Ve siècle apr. J.-C. La scène de ce miracle a été immortalisée par une peinture (circa 1510) par Fernando del Rincón (1450-1517), exposée au musée du Prado à Madrid. Le sacristain, atteint de gangrène, opéré aurait survécu avec une nouvelle jambe prélevée chez un Éthiopien (Trèves, 2014).

Saint Eloi, au Ve siècle, aurait réimplanté les pattes d'un cheval après les avoir ferrées.

Au XVIe siècle, Gaspare Tagliacozzi Trigambe (1545-1599), médecin italien, réalise des greffes de peau totale à partir de lambeaux brachiocéphaliques. En 1869, Jaques-Louis Reverdin (1842-1929), un chirurgien suisse, réussit la première greffe de peau. En 1890-1895, Sydney Ringer (1835-1910), physiologiste et pharmacologiste anglais, met au point le liquide qui portera son nom. C'est un liquide isotonique administrable en perfusion, qui permet aussi la conservation d'un organe isolé (France ADOT, sans date). Le 7 décembre 1905, Eduard Konrad Zim (1887-1944), un ophtalmologue autrichien, réussit la première greffe de cornée à Prague (France ADOT, sans date). En France, c'est Louis Paufique (1899-1981), le chirurgien ophtalmologue lyonnais, qui revendique la première greffe de cornée en 1937 (Badet et al., 2021).

Selon Bonnichon & Fontaine (2018), il y a quatre écueils à éviter pour réaliser une bonne greffe. Un cinquième point s'avère une conséquence de toutes ses avancées médicales : le programme de transplantation en France (organisation médico-juridique et mise en place).

1- La vascularisation ;
2- Le rejet ;
3- Le prélèvement du greffon
4- Le traitement du rejet chronique.

1- Alexis Carrel (1873-1944) développe les anastomoses vasculaires au début du XXe siècle, en 1902 plus exactement. Il s'entraîne chez une couturière professionnelle pour suturer des vaisseaux de petite taille. Cela lui vaut de recevoir le prix Nobel de médecine en 1912. Cela résout en partie le problème de la vascularisation. Mathieu Jaboulay (1860-1913), le chef de service de Carrel alors en formation à Lyon, réalise une xénogreffe en transplantant un rein de chèvre au pli du coude d'une jeune femme atteinte d'une insuffisance rénale terminale en 1906. Il réitère son geste le 9 avril. Les deux patientes décèdent (Germain, 2013). En 1908, Carrel effectue la première autotransplantation rénale sur une chienne. Elle fonctionne. Il recommence avec le cœur et la thyroïde (Badet et al., 2021).

2- Au début du XXe siècle, les découvertes médicales s'enchaînent. Karl Landsteiner (1868-1943), biologiste et médecin autrichien, découvre les groupes sanguins (prix Nobel 1930). Charles Richet (1850-1935), médecin physiologiste français, comprend l'anaphylaxie (prix Nobel 1913) et Paul Ehrlich (1854-1915), immunologiste et pharmacologiste allemand, le complexe antigène-anticorps (prix Nobel 1908). La phagocytose est mise en évidence par Ilja Illitch Metchnikov (1845-1916), un médecin immunologiste russe. Il reçoit le prix Nobel en 1908. Après la Grande Guerre, bien que Lloyd Felton (1885-1953), immunologiste américain, soit parvenu à expliquer *« la purification des anticorps à partir du sérum »* et John Marrack (1886-1976), médecin militaire anglais, *« la théorie de la reconnaissance spécifique d'un antigène par un anticorps »*, il y a un ralentissement certain. En 1933, un chirurgien russe Yuri Voronoy (1895-1961) découvre que le rejet d'une greffe est d'origine immunologique. Il s'essaie à une transplantation allogénique qui échoue : la patiente transplantée décède des suites de l'opération (Bonnichon & Fontaine, 2018).

Après 1945, concernant le rejet de greffe, Peter Gorer (1907-1961), immunologiste anglais, isole l'antigène H-2 de la souris qui constitue le premier antigène d'histocompatibilité (MHC major histocompatibility complex). À ce sujet, Peter Medawar (1915-1987), médecin biologiste britannique, et Thomas Gibson (1915-1993), chirurgien plastique écossais, comprennent l'importance et le rôle des cellules immunitaires. En 1948, Astrid Fagraeus (1913-1997), médecin immunologiste suédoise, définit les anticorps comme étant produits dans le plasma sanguin par les lymphocytes B. En 1949, Frank Macfarlane Burnet (1899-1985), médecin virologue australien, et Frank Fenner (1914-2010), également médecin virologue australien, publient leur hypothèse d'une tolérance immunologique confirmée par Jacques Miller (né en 1931), médecin immunologiste franco-australien, avec l'élimination des lymphocytes T autoréactifs dans le thymus. Burnet et Fenner reçoivent le prix Nobel de médecine en 1960. Ces connaissances offrent de nouvelles perspectives. La mise au point d'un rein artificiel permet d'envisager un nombre croissant de greffes. Vrai modèle expérimental, l'émission d'urine est pourtant la preuve immédiate du succès de ladite greffe (Bonnichon & Fontaine, 2018). En 1947, David M. Hume (1917-1973), médecin américain, transplante clandestinement un rein sur une femme atteinte d'insuffisance rénale aiguë. Le rein a fonctionné un temps suffisant qui a suffi pour que ceux de la patiente se remettent à fonctionner. Le rein a été placé dans la fosse iliaque. Sa proximité avec les vaisseaux iliaques a facilité les anastomoses et c'est cette technique qui prévaut encore aujourd'hui. En 1951, Richard Lawler (1895-1982) de l'hôpital Little Company of Mary dans l'Illinois aux USA a greffé un rein issu d'un patient décédé à une femme malade. Elle a continué à vivre pendant 6 mois. En 1952, l'équipe de l'hôpital Necker (Jean Hamburger (1909-1992), chirurgien néphrologue français greffe le rein d'une mère à son fils de 16 ans qui, victime d'un accident du travail, avait perdu son rein unique. L'adolescent survit 21 jours. Mais, la presse s'empare de l'événement. La question de l'histocompatibilité est alors soulevée. En 1954, à Boston aux USA, Joseph Murray (1919-2012) réussit une transplantation chez deux vrais jumeaux. C'est une première. En France, Jean Dausset (1916-2009), médecin immunologiste, découvre le système HLA en 1958, véritable carte d'identité génétique de tout être humain. Il reçoit le prix Nobel de médecine en 1980 pour cela. Cette avancée permet à tous les chirurgiens de comprendre pourquoi leurs transplantations aboutissent inexorablement à un rejet de greffes. La nécessité d'une compatibilité HLA entre un donneur et un receveur s'avère indispensable (Bonnichon & Fontaine, 2018). Dausset et Hamburger collaborent d'ailleurs en 1962 à la réalisation d'une greffe histocompatible (France ADOT, sans date).

3- En 1959, Maurice Goulon (1919-2008), médecin réanimateur français, associé à Pierre Mollaret (1898-1987), médecin infectiologue et neurologue également français, publie un article dans la *Revue neurologique* qui définit la notion de « coma dépassé », un stade médical où il n'y a aucun retour possible pour un malade. Le décret du 24 janvier 1958 change le terme de « coma dépassé » en « mort cérébrale ». Les chirurgiens comprennent aussitôt l'opportunité qui s'offre à eux et une multitude de greffons deviennent alors accessibles. Les premiers traitements immunosuppresseurs apparaissent dans le même temps. En 1960, deux Français, René Kuss (1913-2006), chirurgien urologue, et Marcel Legrain (1923-2003), médecin néphrologue, greffent trois patients sans lien de famille. Deux ont survécu 18 mois. Aux USA, à la même époque, David Hume (déjà cité) effectue la première greffe accompagnée d'un traitement immunosuppresseur. Le patient survit 21 mois (Bonnichon & Fontaine, 2018).

Les chirurgiens du monde entier innovent et s'intéressent alors aux autres organes. Ainsi, en 1963, Thomas Starzl (1926-2017), chirurgien américain transplanteur réalise la première greffe de foie. La même année a lieu la première greffe mondiale pulmonaire effectuée par James Hardy (1918-2003), autre chirurgien américain transplanteur. Elle est effectuée chez un condamné à mort atteint d'un cancer des poumons. Le même fait, en 1964, la première xénogreffe cardiaque avec un cœur de chimpanzé chez un receveur humain qui survit 90 minutes (France ADOT). En 1966, la première transplantation de pancréas sur un patient insuffisant rénal et diabétique aboutit à Minneapolis. Deux chirurgiens américains en sont les auteurs : Richard C. Lillehei (1927-1981), spécialiste des transplantations, et William Kelly (1922-2006), médecin physiologiste et transplanteur. En 1967, Christiaan Barnard (1922-2001), un chirurgien cardiaque sud-africain, fait la une de tous les journaux du monde. Il est en effet le premier à effectuer une transplantation de cœur humain. Elle fonctionne 18 jours. En 1968, le 27 avril, Christian Cabrol (1925-2017), chirurgien cardiaque, fait la même chose en France, avec moins de succès puisque le patient ne survit que 2 jours. C'est une première en Europe. Malgré des progrès considérables dans la mise au point des liquides réfrigérés, il n'existe pas, au début des années 1970, de traitement antirejet fiable et de qualité. Les échecs demeurent trop nombreux (Bonnichon & Fontaine, 2018).

4- En 1954, le laboratoire Wellcome découvre les premiers immunosuppresseurs susceptibles d'éviter le rejet d'un greffon (France Adot, sans date). En 1970, au sein d'échantillons ramenés de Norvège isolés par le laboratoire Sandoz en Suisse, sont découverts des métabolites avec une action antifongique. Ils sont appelés « cyclosporine ». En 1971, elle entre dans le laboratoire de Jean-François Borel (né en 1933), microbiologiste et immunologiste belge. C'est en 1972 que ses propriétés immunosuppressives sont découvertes (Bonnichon & Fontaine, 2018). Borel la rend absorbable et publie à l'international sur ses effets en 1976 (France ADOT, sans date). Elle est commercialisée en 1982 et voit le nombre de greffes se multiplier par 10 en moins de 6 années. En

1987, Roy Caln (né en 1930), chirurgien transplanteur anglais, réussit la première greffe mondiale cœur-poumon-foie.

Ainsi, tous les chirurgiens du monde ont joué un rôle essentiel dans la transplantation d'organes, soit en tant qu'acteurs directement impliqués dans les innovations techniques et chirurgicales relatives aux transplantations elles-mêmes, soit en tant qu'acteurs secondaires par les innovations qu'ils ont pu apporter dans les spécialités chirurgicales connexes et les divers protocoles en usage qui ont pu avoir des répercussions sur l'acte chirurgical de transplantation lui-même.

RÉFÉRENCES BIBLIOGRAPHIQUES

- Académie nationale de Médecine, *Dictionnaire de l'Académie nationale de médecine*, Paris, 2021.
- Badet Lionel, Morelon Emmanuel & Martin Xavier, « Jean-Michel Dubernard, pionnier de la Médecine », in *Lyon capitale*, 2021 ; 15 : 1-36.
- Bonnichon Philippe & Fontaine Marine, « Histoire des greffes et des transplantations d'organes », in *Revue Histoire des Sciences médicales*, 2018 ; LII (4) : 493-498.
- Dubernard Gil, communication personnelle, 19/05/2023.
- France ADOT, « Histoire de la greffe », in *www.france-adot.org*, sans date.
- Germain Michel, *Alexis Carrel, un chirurgien entre ombre et lumière*, L'Harmattan (éd.), Collection Médecine à travers les siècles, Paris, 2013.
- Marre Philippe & Riaud Xavier, *Pr Jean-Michel Dubernard (1941-2021), un chirurgien au service de l'Homme*, L'Harmattn (éd.), Collection Médecine à travers les siècles, Paris, 2023.
- Trèves Richard, « La première greffe d'un membre : une histoire de peinture », in *Hegel*, 2014 ; 4(4) : 394-395.

ANNEXE 2 : HOMMAGE AU PR JEAN-MICHEL DUBERNARD
par le Dr Xavier Riaud.

Un homme multifacette, brillant au service des autres, novateur en chirurgie. Engagé en politique pour aider ses patients… Un touche-à-tout merveilleux…

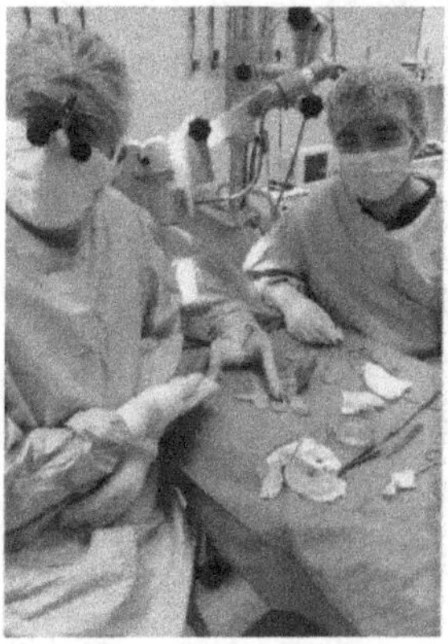
En hommage… [3]

« J'avais à peine 11 ans quand j'ai eu la vocation après une opération de l'appendicite et l'annonce de la première transplantation de rein (en France, 1952). *»* L'admiration pour la dextérité du chirurgien qui l'a opéré et pour le Pr Jean Hamburger l'ont convaincu qu'il voulait être médecin lui aussi.

En 1952, l'équipe de l'hôpital Necker (Jean Hamburger (1909-1992), chirurgien néphrologue français greffe le rein d'une mère à son fils de 16 ans qui, victime d'un accident du travail, avait perdu son rein unique. L'adolescent survit 21 jours. Cette opération a eu un retentissement médiatique très important.

C'est depuis son lit d'hôpital fraîchement opéré que Jean-Michel entend à la radio l'annonce de cet événement [2].

Bruno Gignoux : *« Après avoir réussi notre première année, nous avons été collés en deuxième année en juillet. Nous nous étions croisés plusieurs fois au rugby. Nous étions tous deux externes des hôpitaux. J'ai reçu un coup de téléphone où il m'a demandé : "Est-ce qu'on peut travailler ensemble ? On ne sera pas ami, ce ne sera que du travail." J'ai accepté ce travail en binôme. Nous avons été reçus en septembre. Nous ne sommes plus quittés ensuite. Nous avons été reçus à l'internat en 1964. Nous vivions ensemble. »* JMD a alors 24 ans. Il avait entendu parler de Bruno Gignoux au LOU (Lyon Olympique Universitaire), club de rugby, dont Max sera 3e ligne, puis le médecin jusqu'à son départ aux USA. Bruno prendra sa suite. Bruno Gignoux : *« Jean-Michel était le médecin du LOU avant de partir à Boston. Je lui ai succédé après. Il parlait déjà de transplantation. Il voulait greffer une tête. Le chirurgien sud-africain, le Pr Christiaan Barnard, venait de faire sa première greffe du cœur* (03/12/1967). *Il était venu à Lyon. Lors d'un bidule (= soirée) des internes, tous les internes étant présents, Barnard avait été invité. Max se l'était accaparé. À la fin de la soirée, Max a dit : "Moi aussi, je grefferai.". »* [5]

Sans avoir encore obtenu ses diplômes, il occupe toutes ses soirées lyonnaises à expérimenter les greffes de rein sur les chiens dans un laboratoire. *« Il rêve de greffes, de transplantation. C'était une obsession chez lui. Un rêve d'enfant inaccessible qu'adulte, il rendra accessible... »*, comme le souligne son fils Gil. Alors qu'il est en stage à Louvain, en Belgique, la chance frappe à sa porte. Un poste se libère à Harvard. La plupart de ses collègues sont pères de famille et ne peuvent donc pas accepter. Lui ne l'est pas et sait déjà tout des greffes rénales qu'il pratique aisément sur les chiens. Il accepte le poste. Il est pris. Il a 24 ans. Son internat fini, il part aux États-Unis, à la Harvard Medical School de Boston (Il exerce au Brigham Hospital de Boston). Il rejoint le service de John Murray qui recevra le prix Nobel de médecine en 1990 pour avoir réussi la première greffe de rein au monde. Il y reste trois années durant où il travaillera comme il ne l'a jamais fait jusqu'alors [2].

1976

Jean-Michel est urologue, professeur d'Université. Il exerce à l'hôpital Edouard-Herriot au pavillon V. *« Je me suis lancé très jeune dans la recherche. J'avais 24 ans lorsque, jeune interne à Boston, un protocole m'a permis de démontrer le rôle des anticorps dans le rejet des greffes. (...) On reconnaît le chercheur de base à ce qu'il sent le chenil. Il m'a fallu dix ans, des centaines de rats et des dizaines de chiens, pour mettre au point la technique de la greffe pancréatique chez les sujets diabétiques, dont j'ai réalisé la première en 1976. »* [4]

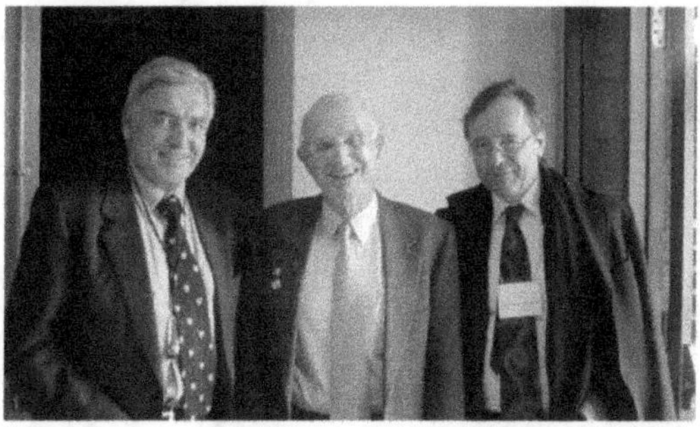

Rencontre avec le Pr Murray en 2006 à Tucson, USA [7].

Principe novateur : il obture le canal pancréatique avec du néoprène. C'est la première greffe européenne du bloc rein/pancréas.

« Il s'appelait Alfredo Fresi... Il fut le premier greffé du pancréas en Europe. (...) En octobre 1976, mes expériences de transplantation du pancréas chez l'animal marchaient suffisamment bien pour être appliquées à l'homme. C'est alors qu'Alfredo Fresi vint consulter le chef de service de néphrologie voisin. C'était un malade des environs de Milan, diabétique et insuffisant rénal ; il attendait le miracle d'une éventuelle greffe de rein. Grabataire, il ne quittait plus son lit à cause de complications secondaires dues au diabète. Amputé de plusieurs orteils, le système nerveux atteint, presque aveugle, il restait lucide et conservait le fol espoir de s'en sortir. Nous lui avons expliqué que la greffe de rein n'était pas envisageable à cause de la gravité de son diabète. Averti de nos travaux en cours sur la greffe de pancréas, il s'est porté candidat pour une double greffe pancréas-rein. Malgré nos réserves, il n'avait plus rien à perdre et avait décidé de tenter sa chance. Il nous faisait confiance. Avec son accord, nous avons prévu d'effectuer dans un premier temps la transplantation du pancréas pour guérir son diabète. Puis, en cas de succès, celle de la greffe du rein. C'était l'occasion pour Alfredo de retrouver un semblant de vie normale et pour moi de voir aboutir des années de recherche. Ce saut dans l'inconnu ne relève pas de décisions ordinaires. Quand un donneur compatible se présente, imagine-t-on l'état d'esprit du chirurgien ?

Bonaparte disait : « On avance et puis on voit. » « Avant l'intervention, je me suis enfermé seul dans une salle de consultation. Allongé sur une table d'examen, je me suis détendu physiquement, tout en me concentrant. J'ai répété mentalement tous les temps de l'opération du donneur et de celle du receveur. Quand on me prévint qu'enfin tout était prêt, j'étais comme un boxeur prêt à monter sur le ring. L'opération a duré huit heures et s'est très bien passée. Six heures après la mise en place du greffon, la glycémie est redevenue normale et le sucre a disparu de l'urine. Trois mois, plus tard, nous lui avons greffé le rein promis, avec succès. » [4]

1988

« Il y a toujours un moment où il faut se jeter à l'eau, tester de nouvelles techniques ou de nouveaux outils. Dernière chance pour le malade, opportunité pour le médecin. Il suffit parfois de quelques heures pour que l'aboutissement d'années de recherches se solde par un succès ou un échec. J'ai effectué en 1988 la première greffe mondiale des glandes surrénales, parce qu'un médecin souffrait d'un cancer du rein bilatéral avec métastases au niveau des deux surrénales. Quand j'ai évoqué l'éventualité d'une double greffe rein-surrénale, il a sauté sur l'occasion malgré ma réserve. Il a eu raison. Sa greffe a tenu jusqu'à sa mort des années plus tard. C'est un euphémisme de dire que la recherche est un échange de bons précédés entre patients et médecins. Un malade n'entre pas de force dans un protocole ni en l'ignorant. On propose, il dispose. (...) Pour éviter les mauvaises surprises et les procès, quand le patient donne son accord par écrit, il est informé de A jusqu'à Z de la nature de son traitement et de sa surveillance pendant dix ans ! » [4]

1998

En 1998, Clint Hallam reçoit la main d'un motocycliste mort. C'est Jean-Michel Dubernard qui l'a greffé. C'est la première fois dans le monde. L'intervention a débuté à 10h00 et s'est achevée à 23h30. Elle s'est déroulée au Pavillon V de l'hôpital Edouard-Herriot. Dubernard a monté pour l'occasion une équipe de 7 autres chirurgiens qu'il a sélectionnés personnellement. Tous des pointures internationales. Il en prend logiquement la direction. Ce sont Earl Owen et Nadey Hakim, chef du service de transplantation du St Mary's Hospital de Londres, Marco Lanzetta, chef du service de chirurgie de la main de l'hôpital de Monza en Italie, Xavier Martin et Marwan Dawahra de Lyon, élèves et amis de Dubernard, tous deux du service d'urologie et transplantation de l'hôpital Edouard-Herriot, Guillaume Herzberg du service d'orthopédie de la même institution et Harry Kapila du département de chirurgie de la main du Canterbury Hospital de Sydney en Australie [2].

La veille au soir, Jean-Michel est à Paris pour négocier un soutien financier auprès de la famille Mérieux qui dirige un grand laboratoire pharmaceutique. Il n'a pas l'argent pour réaliser cette opération. La rencontre se déroule à l'hôtel Crillon et dure une demi-heure. À 21h30, l'argent obtenu, il prend un taxi qui roule toute la nuit et l'emmène à Lyon. Son équipe est prête et démarre dès son arrivée au petit matin. Après l'opération, Clint Hallam, un Néo-Zélandais, déclenche une polémique : il avait caché ses antécédents judiciaires et le fait qu'il a fait de la prison. C'est là d'ailleurs qu'il s'est tranché accidentellement la main avec une scie circulaire. Il est notamment recherché par la police pour plusieurs affaires d'escroquerie après son opération, vole d'autres patients, cherche à se faire payer pour ses apparitions médiatiques, et ne suit pas les lourds traitements immunosuppresseurs nécessaires, ce qui provoque plusieurs crises de rejet. Il se fait finalement amputer la main greffée le 3 février 2001 dans un hôpital privé de Londres [2].

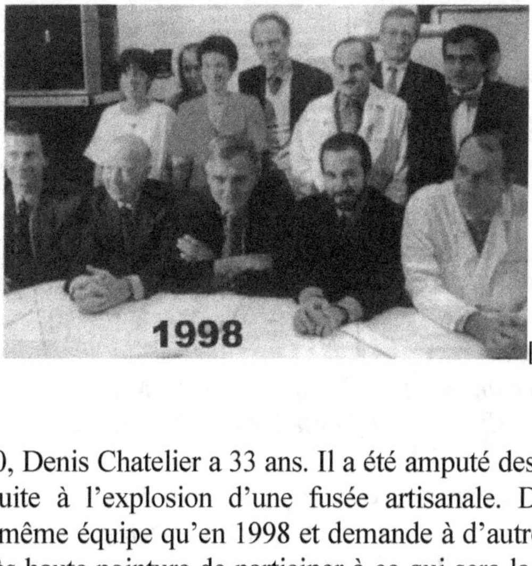

[7]

2000

En 2000, Denis Chatelier a 33 ans. Il a été amputé des poignets en 1996 suite à l'explosion d'une fusée artisanale. Dubernard sollicite la même équipe qu'en 1998 et demande à d'autres chirurgiens de très haute pointure de participer à ce qui sera la première greffe mondiale d'une greffe bilatérale de mains. L'équipe est aidée par environ 50 paires de petites mains qui accompagnent les chirurgiens dans l'intervention. Le donneur a 18 ans et il a subi un traumatisme crânien. Chaque membre de l'équipe s'est entraîné assidûment pour préparer le jour J. L'intervention dure 17h00. Denis Chatelier est toujours vivant à ce jour. Il dispose toujours de ses membres greffés et est toujours suivi. Il participe activement à une association d'aide aux handicapés [2].

Lionel Badet, son élève et successeur actuel à la tête de son service dit des travaux de son maître : « *La première phase a été celle des greffes pour sauver des vies (rein, cœur), la deuxième phase, celles qui améliorent la qualité de vie (pancréas), la troisième, imaginée par Jean-Michel Dubernard vouée à prendre en charge des handicaps majeurs de manière à pouvoir reprendre une vie en société. On retournait à la racine de la transplantation : sauver la vie des gens d'une mort sociale et familiale.* »

Denis Chatelier à la mort du Pr Dubernard : « *Depuis que j'ai appris votre décès, cela m'a vraiment bouleversé. Vous étiez un homme généreux, très humain, vous pouvez être très fier de cette première mondiale de ma greffe des deux mains le 13 janvier 2000. Vous m'avez redonné goût à la vie et, pour cela, je vous en remercie. J'ai un poème pour vous : "J'ai gravé votre prénom sur le sable, la mer l'a emporté, j'ai gravé votre prénom sur un arbre, les écorces sont tombées, j'ai gravé votre prénom dans mon cœur, seul lui y est resté, je vous quitte de la plume de mon stylo, mais pas de mon cœur."* »

Il y avait beaucoup d'affection entre les 2 hommes [1].

2005

Bruno Gignoux : « *En 2005, la veille de la greffe du visage d'Isabelle Dinoire, il était venu manger chez moi. Il venait manger la veille de chaque greffe, sauf celle de 1998 où il était rentré dans la nuit depuis Paris à Lyon en taxi. Ce soir-là donc, il me dit : "Je vais greffer un visage." Je lui réponds : "Mais, Max, ce n'est pas possible !". Il est sorti jusqu'à sa voiture et est revenu avec un énorme dossier. Il m'a montré les photos d'Isabelle Dinoire qui avait été défigurée après la morsure d'un chien. "Si c'était ta fille, tu ferais quoi ?" Un jour, bien après, il m'appelle et me demande de venir comme ORL pour examiner Isabelle Dinoire un dimanche matin qui saigne du nez. Je me rends dans son service et je le vois qui prend un café avec un groupe de femmes. Il en prend un également. Au bout d'un moment, je lui demande : "Où est ta patiente ? Je suis venu pour l'examiner.". Il me dit : "Mais, elle est là devant toi !"* » [5].

En 2005, il n'a pas l'aval du comité national d'éthique pour la greffe du visage d'Isabelle Dinoire. Il n'a pas hésité et il est probable que personne n'aurait pu l'en empêcher [2].

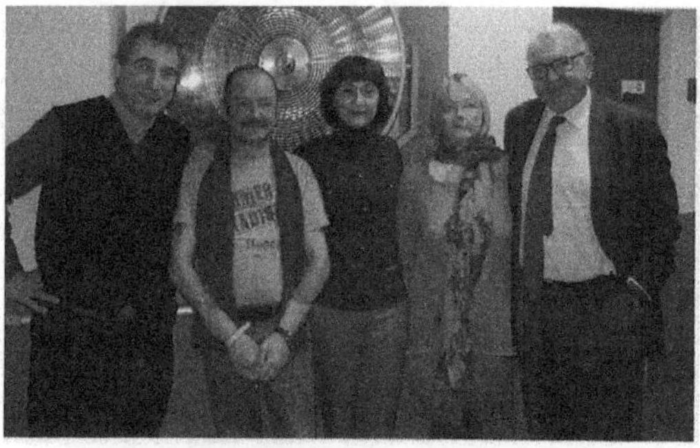

Denis Chatelier, 2e en partant de la gauche, et
Isabelle Dinoire, à côté de Jean-Michel Dubernard [7].

Jean-Michel Dubernard a été un véritable innovateur. Les règles déontologiques d'usage quant à l'information due aux patients et à la protection de ceux-ci ont toujours été respectées.

En 2021, le nombre de greffe des mains et avant-bras réalisés dans le monde est porté à 85, ceci par 26 centres internationaux situés dans 17 pays, dont 9 à Lyon [2].

RÉFÉRENCES BIBLIOGRAPHIQUES

1- Badet Lionel, Morelon Emmanuel & Martin Xavier, *Recueil d'hommages*, autopublication, sans date.
2- Badet Lionel, Morelon Emmanuel & Martin Xavier, « Jean-Michel Dubernard, pionnier de la Médecine », Lyon capitale, 2021 ; 15 : 1-36.
3- Dubernard Gil, communication personnelle, Lyon, 2023.
4- Dubernard Jean-Michel, *L'hôpital a oublié l'homme*, Plon (éd.), Paris, 1997.

5- Gignoux Bruno, témoignage inédit, 2023.
6- Marre Philippe & Riaud Xavier (sous la direction de), *Pr Jean-Michel Dubernard (1941-2021), Un chirurgien au service de l'Homme*, L'Harmattan (éd.), Coll. Médecine à travers les siècles, Paris, 2023.
7- Martin Xavier, communication personnelle, Lyon, 2023.
8- Raccurt Renaud, témoignage inédit, 2023.

Annexe 3 : Hommage au Pr Michel A. Germain par le Dr Xavier Riaud

Michel Germain m'a souvent rapporté cette anecdote sur l'origine de sa vocation altruiste de chirurgien. « *J'étais chez ma grand-mère. Un matin, elle me présente une de ses poules, mourante. J'avais neuf ans. Elle me dit, sachant que j'aimais les animaux : "Regarde mon petit, peux-tu faire quelque chose pour cette poule ?" J'ignorais que l'on pouvait soigner les poules. Et les opérer. Je l'examinais et la caressais et j'ai senti une boule dure dans le ventre. N'ayant jamais vu opérer une poule et ne sachant pas comment opérer une poule, j'eus l'idée d'intervenir. Et je demandais à ma petite sœur de l'endormir à l'éther. Je nettoyais son ventre et coupais les plumes du ventre. Et j'ouvrais son ventre. Je sentis une boule dure dans l'estomac. J'ouvris. La boule contenait du grain, des aliments et du pus. Ça sentait très mauvais. J'ôtai tout ce grain et les aliments. Je nettoyais le champ opératoire et je fermais les plaies par un surjet.*

Ma mère m'avait montré à pratiquer les sutures et m'avait donné du fil et une aiguille de suture. Je fermais la peau. Ma grand-mère m'avait regardé faire et me dit : "Tu seras chirurgien mon gars !"

Je finis par mener mes études pour devenir ce chirurgien que ma grand-mère pressentait. J'y suis finalement parvenu. »

Michel Germain est membre du GAM (Groupe pour l'avancement de la microchirurgie) depuis 1974, membre de l'International Society of Reconstructive Microsurgery depuis 1999 et membre de WSRM (World Society for Reconstructive Microsurgery) depuis 1999. Il est aussi membre de l'Académie nationale de Médecine et de l'Académie nationale de chirurgie.

Dès 1970, de nombreux jeunes chirurgiens se sont investis dans une expérimentation animale ayant abouti le plus souvent à des applications cliniques. Il fallait améliorer le taux de perméabilité des anastomoses vasculaires, en particulier dans les réimplantations de doigts. En 1970, Michel Germain a réalisé chez le rat de multiples réimplantations et de transplantations de foie. C'était une période difficile, car il fallait utiliser uniquement l'anesthésie à l'éther et il fallait simultanément prélever le foie du donneur avec une perfusion de la veine porte. Un autre opérateur faisait l'exérèse du foie du receveur pour réaliser une transplantation orthotopique. Les rats se réveillaient, mais pendant peu de temps et ils mouraient. Bien sûr, les protocoles ont été modifiés. C'était un bloc hépatique selon les spécialistes. Notre chirurgien a donc modifié les perfusions. La chirurgie hépatique était la préoccupation majeure et, en 1976, Michel Germain s'est intéressé à la microchirurgie pour les anastomoses biliaires. Un an plus tard, il publiait l'œsophagoplastie totale par anse jéjunale au cou avec microanastomoses vasculaires. Et, en 1979, il réalisait une microtransplantation de pancréas.

Il est long d'évoquer toutes les études anatomiques qui ont abouti à la description de très nombreux sites donneurs de lambeaux. La France dans ce domaine a apporté la contribution mondiale la plus importante, reconnue par toutes les sociétés scientifiques savantes. Signalons que Ricbourg a présenté une étude approfondie sur 50 observations de l'anatomie et de la topographie de l'artère temporale superficielle. Cette étude a été à l'origine de la description de sites donneurs de lambeau de cuir chevelu et d'un pédicule nourricier, site receveur de nombreux transferts libres. Dès 1970, Michel Germain a étudié très minutieusement l'intestin grêle (jéjunum) en vue de sa transplantation pour reconstruire l'œsophage. Il a précisé la vascularisation de la fibula : diaphyse et épiphyse proximale en vue de sa transplantation pour reconstruire les os longs. Il existe actuellement 70 lambeaux décrits dans la littérature.

À partir de 1975, Michel Germain a présenté plusieurs observations cliniques de transfert libre d'épiploon avec anastomose vasculaire en chirurgie plastique. L'ensemble de ces transplants ont été publiés dans *Chirurgie* en 1988. Ces communications ont suscité certaines réactions assez vives de la part des chirurgiens traditionnels qui ne comprenaient pas bien la contribution des transferts libres. La réponse a été faite par Michel Germain : il a fait part de sa conviction profonde que les transplants microchirurgicaux auraient, dans un avenir prochain, des indications incontournables et un pourcentage de succès supérieur aux autoplasties conventionnelles. Comment ne pas évoquer la contribution extraordinaire de J.-M. Servant dans l'utilisation du lambeau myocutané de grand dorsal dès 1983.

Michel Germain s'est tout particulièrement intéressé au lambeau de fibula, à sa vascularisation et aux différentes palettes cutanées qui pouvaient lui être associées en 1989. Il a utilisé un lambeau d'indication exceptionnelle : le lambeau fibulaire proximal qui comporte un cartilage de croissance. Plus récemment encore, en 2000, dans le domaine des transferts tissulaires cutanés libres, composites, Michel Germain a présenté des modalités techniques de reconstruction avec la scapula. En 2006, Michel Germain a publié une importante série de sarcomes localement évolués des tissus mous traités par chimiothérapie avec circulation extracorporelle, exérèse large deux mois plus tard et reconstruction par transplants libres de grand dorsal.

Une des contributions les plus significatives de la microchirurgie vasculaire a été la description de sites donneurs de transplants osseux. Ceux-ci permettent de résoudre les difficultés d'importantes pertes de substance osseuse difficiles à reconstruire par des procédés traditionnels, soit du fait de la longueur exceptionnelle de celles-ci, soit du fait d'un mauvais lit receveur ne pouvant pas être reconstruit par des greffes osseuses conventionnelles. Michel Germain a présenté, en 1996, une très importante série de transferts libres de fibula chez l'enfant (79 cas) après résection de sarcomes osseux. Ces transplants ont comporté soit la diaphyse isolée, soit la diaphyse et l'épiphyse proximale, ce qui nécessite alors une double vascularisation : pédicule fibulaire et pédicule tibial antérieur.

La reconstruction du pharynx et de l'œsophage cervical est le plus souvent réalisée de façon optimale par le transplant libre de jéjunum ou éventuellement par le transplant antébrachial. Exerçant dans un département tête et cou, l'incidence des cancers ORL élevée en raison de l'association alcool et tabac chez les malades, il a fallu traiter les cancers de l'hypopharynx. En 1994, Michel Germain développe l'exérèse du cancer et la reconstruction par un transplant microchirurgical. Le transplant de jéjunum est le plus adapté : même calibre que l'œsophage, faible quantité de germe, prélèvement toujours possible et facile. Il a de plus développé la surveillance de ces transplants grâce au doppler et à l'endoscopie. Michel Germain a proposé comme ultime recours l'œsophagoplastie totale par transplant libre de jéjunum à deux pédicules. Il s'est illustré par de nombreuses publications relatives aux reconstructions pharyngo-œsophagiennes par transplants de segments digestifs. Dès 1981, sa technique par transfert libre de jéjunum a été présentée. L'évaluation de sa grande expérience a été faite en 2000 à propos de 309 cas. En 1993, Michel Germain a évoqué l'indication de ces transferts libres de jéjunum et, en 1998, il publie une technique originale de transfert de jéjunum en forme de U pour l'adapter au diamètre de l'oropharynx. Enfin, en 2006, le transplant du jéjunum associé à l'opération de Pearson est présenté et réalisé par Michel Germain comme une technique originale pour le traitement des cancers de l'hypopharynx en permettant la déglutition et la phonation.

C'est surtout Corinne Becker qui a fait progresser de façon extrêmement significative le traitement chirurgical des lymphœdèmes, domaine très difficile d'un point de vue technique. Il faut souligner la qualité des résultats obtenus.

Une étude anatomique précise lui a permis de proposer le transfert de lambeaux libres lymphatiques d'origine inguinale dans les lymphœdèmes congénitaux ou post-radiothérapiques.

Michel Germain l'a rejointe et, ensemble, ils ont fait un travail considérable estimé à plus d'un millier de patients opérés. Ils ont publié un livre racontant cette entreprise.

Y a-t-il un âge limite pour les réalisations microchirurgicales ? Michel Germain a opéré des enfants de 2 ans pour sarcomes de la mandibule avec reconstruction par transplant de fibula. Il a opéré aussi des patients âgés de 86 ans pour exérèse de carcinome de la joue et reconstruction par lambeau microchirurgical avec des suites simples. Il a pratiqué également une autre chirurgie, celle des transplants composés ou multiples, et des transplants préfabriqués.

Michel Germain a sillonné l'Europe et ses contacts sont nombreux : France (Pr J. Baudet, Pr Gilbert, Pr Merle) ; Italie (Pr Brunelli) ; Espagne et Portugal (Pr Patricio) ; Belgique, Allemagne, Grande-Bretagne (Pr Cobbett) ; Suisse (Pr Narakas).

Les USA ont permis le premier contact de Michel Germain avec Harry Buncke en Californie en 1979. Puis, en 1991, le Canada a réservé un accueil très chaleureux à Michel Germain en le faisant opérer des malades à l'Hôtel-Dieu de Québec (Pr Georges Demers).

En 1981, la République populaire de Chine a permis au Pr Germain de rencontrer les chefs d'école à Shanghai (Pr Ti Scheng, Pr Cheng). La Scandinavie avec la Suède (Pr Benkmark) ; la Finlande (Pr Karl Eric Johanson) ; le Danemark et la Roumanie (Pr Cuice).

Le futur prometteur de la microchirurgie peut être l'instrument de transfert de tissus néoformés. La recherche s'est orientée ces dernières années vers la néoformation de tissus induits par culture cellulaire, par induction tissulaire par facteur de croissance, par thérapie génique. Il s'agit de recherches difficiles.

Dans ce domaine des manipulations tissulaires, la France s'est engagée avec passion et créativité. Michel Germain a participé à ces travaux à l'INSERM dès 1989.

En conclusion, depuis de longues années, la France a participé activement au développement de la microchirurgie dans tous les domaines d'application. Michel Germain, exerçant dans un centre anticancéreux (IGR), a développé les techniques nécessaires à cette pratique (exérèse et reconstruction). Michel Germain appartient à la première génération des microchirurgiens. Le caractère innovateur d'un petit groupe de microchirurgiens français a été mondialement reconnu.

Le Groupe pour l'avancement de la microchirurgie, fondé en 1974, reste une société respectée bien au-delà de nos frontières et l'un de ses fondateurs, et premier président, Jacques Baudet a eu la possibilité de faire connaître les réalisations des membres de cette société. Reconnaissance lui a été faite en l'élisant président de l'International Society of Reconstructive Microsurgery au congrès de Los Angeles en 1999.

Et avec Willy Boeck, ses amis ont réussi la fondation de la WSRM (World Society for Reconstrutive Microsurgery), société regroupant l'élite mondiale de microchirurgiens. L'avenir permettra de dresser un bilan plus précis de cette nouvelle orientation chirurgicale.

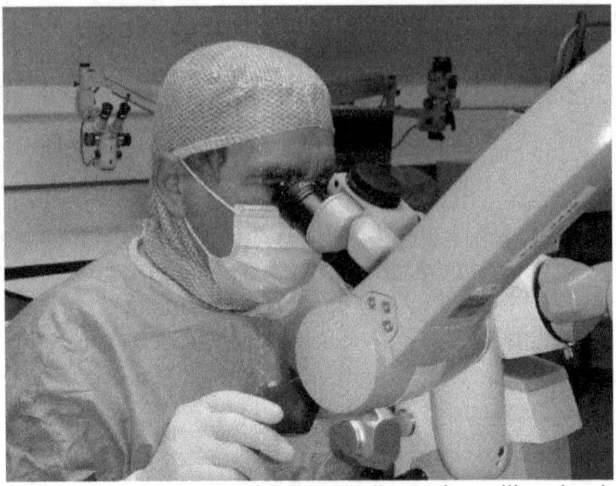

Michel A. Germain au bloc opératoire en cours d'opération, utilisant le microscope © M. A. Germain.

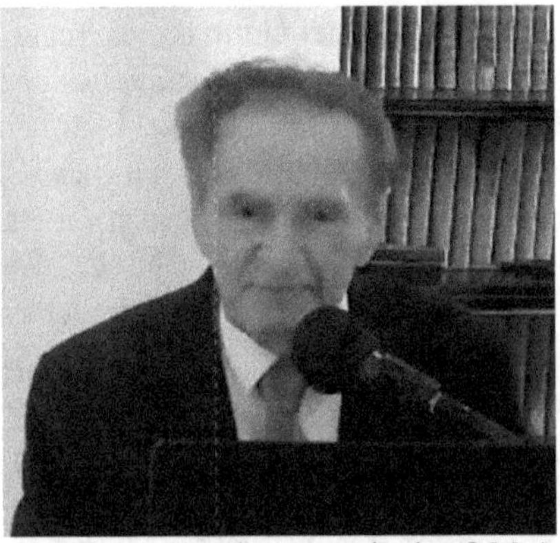

Michel A. Germain en cours de communication © M. A. Germain.

RÉFÉRENCES BIBLIOGRAPHIQUES :

- Becker C. & Germain M. A. La microchirurgie lymphatique dans le monde : une longue histoire. Acad. Natle Chir. E-Mémoires Acad. Natle Chir. 2010. 9.
- Becker C. & Germain M. A. Guérir du lymphœdème. L'Harmattan (éd.). Paris. 2022.

- Germain M., Patricio J. & Gremillet C. Technic of esophagoplasty using microsurgery. Experimental study. Nouv. Presse Med. 1977. 647-648.
- Germain M., Patricio P., Gremillet C. & al. Total esophagoplasty using jejunal loop with vascular micro anastomosis at the neck. Experimental Study. Chirurgie. 1977. 264-267.
- Germain M., Grémillet C., Avci C. & al. Transplantation of the pancreas from a live donor. Microsurgical techniques : experimental study in dogs. Chirurgie. 1979. 358-362.
- Germain M. A. & Trotoux J. Les transplants libres préfabriqués. Expérimentation. Ann. Oto-Laryng. Paris. 1989.
- Germain M. A. & Patricio J. L'avènement des transplants libres préfabriqués. EMC. Paris. 1990. 43-45.
- Germain M. A., Trotoux J., Luboinski B. & al. Reconstruction par transplant libre de jéjunum après pharyngo-laryngectomie circulaire (résultats fonctionnels et survie). Acad. Natle Méd. 1995. Bull Acad. Natle Méd. 1995. 147-157.
- Germain M. A., Dubousset J., Mascard E. & al. Reconstruction des os longs des membres chez l'enfant par transplant libre vascularisé du péroné après résection pour sarcomes. Acad. Natle Méd. 21 mars 1996. Bull. Acad. Natle Méd. 1996. 1125-1145.
- Germain M. A., Julieron M. & Trotoux J. Le transplant libre de jéjunum. Ann. Chir. 1998. 978-982.
- Germain M. A., Bonvalot S. & Missana M. C. Soft tissue sarcoma. ECC with TNF alpha and free latissimus dorsi (35 cases). Chirurgie Romania. 2006.
- Germain M. A. La Lymphe. L'Harmattan (éd.). Paris. 2023.
- Patricio J., Germain M. A. & Hureau J. Les épiplooplasties avec microchirurgie. Chirurgie. 1988. 394-404.

BIBLIOGRAPHIE

- Allieu Y., Gomis R. & Yoshimura M. Congenital pseudarthrosis of the forearm-two cases treated by free vascularized fibular graft. J Hand Surg Am. 1981. 6. 475-81.
- Baudet J., Lemaire J.-M. & Guimberteau J.-C. Ten groin flaps. Plast Reconstr. Surg. 1976.
- Baudet J., Guimberteau J.-C. & Nascimento E. Successful clinical transfer of two free thoracodorsal axillary flaps. Plast Reconstr Surg. 1976.
- Baumeister R. G., Seifert J. & Wiebecke B. Experimental Basis and first application of clinical lymph vessel transplantation of secondary lymphedema. World J. Surg. 1981. 5. 401.
- Becker C., Hidden G. & Pexcking A. Transplantation of lymph nodes. An alternative method for treatment of lymphoedema. Progress in Lymphology. 1988. XI. 487-491.

- Becker C., Hidden G. & Pexcking A. Transplantation of lymph nodes. An alternative method for treatment of lymphoedema. Progress in Lymphology. 1988. XI. 487-491.

- Becker C. & Germain M. A. Histoire de la chirurgie lymphatique. E-mémoires Acad. Natle Chir. 2011. 100. 4. 001-005.
- Buncke H. J. Total ear reimplantation in the rabbit utilizing microminiature vascular anastomosis. Br. J. Plast. Surg. 1966.
- Dictionnaire de l'Académie de Médecine. Conseil international de la langue française (éd.). G. N. Impression. 2004.
- Germain M. A. La microchirurgie dans le monde. Glyphe (éd.). 2011.
- Germain M. A., Marandas P. & Janot F. Les transplants libres en ORL. 30 ans de microchirurgie. Vasculaire. Bilan, perspectives. Congrès de la Société d'ORL. Paris. 8-10 octobre 2006.
- Germain M. A., Gilbert A., Merle M., Foucher G. & Saffar Ph. La microchirurgie en Chine. Encyclopédie médico-chirurgicale. Paris. 1981. 6. 45-46.
- Germain M. A., Legagneux. J. La microchirurgie vasculaire et l'essor des transplants libres. Annales de Chirurgie. 2001. 126. 960-968.

- Gilbert A., Morrison R., Tubiana R., Lisfranc R. & Firmin F. Transfer to the hand of a sensitive free graft. Chirurgie. 1975.
- Gilbert A. & Teot L. The free scapular flap. Plast. Reconstr. Surg. 1981.
- Gilbert A. Reconstruction of congenital hand defects with microvascular toe transfers. Hand Clin. 1985. 1. 351-60.
- Izadpanah A. & Moran S. L. Pediatric microsurgery. A global overview. Clin. Plastic Surg. 2020. 47. 561-572.
-Jaboulay & al. Recherches expérimentales sur la suture et la greffe artérielle. Lyon Médecine. 1896.
- Jacobsen J. H. & Suarez E. L. Microsurgery in anastomosis of small vessels. Surg. Forum. 1960. 11. 243.
- Kleinert H. E. & Kasdan M. L. Anastomosis of digital vessels. J. KY. Med. Assoc. 1965. 63. 106-110.
- Lajaunias & al. Intracranial aneurysms in children aged under 15 years review of 59 consecutive children with 75 aneurysms. Child's Nerv. Syst. 2005. 21. 437-450.
- Manktelow R. T. Question: What are the indications for digital replantation? Ann. Plast. Surg. 1978. 1. 336-337.
- Mitz V. & Tessier P. Vascular auto transplant of the omentum to the neck in dogs. Ann. Chir. Plast. 1974.
- Nataf & al. Facilitated vascular anastomoses: the one-shot devices. Ann. Thorac. Surg. 1998.
- O'Brien B. M, Franklin J. D., Morrison W. A. & al. Replantation and revascularization surgery in children. 1980. Hand. 12. 12-24.
- O'Brien B. M., Syres P. J., Threlfall G. N. & Browing F. G. Micro lymphatico-venous anastomoses for obstructive lymphoedema. Plast. Reconstr. Surg. 1977. 60. 197-210.
- Pastuszak A. W., Wenker E. P. & Lipshultz L. I. The history of microsurgery in urology. Urology. 2015. 85. 5. 971-975.
- Rouvière H. Anatomie des lymphatiques de l'homme. Paris. Masson & Cie (éd.). 1932.
- Tamai S. Twenty years' experience of limb replantation - Review of 293 upper extremity replants. J. Hand Surg. 1982. 7. 549-556.
- Terzis J. History of microsurgery. 5 Generations from 1957. Private edition.
- Vikki S. K. Distraction and microvascular epiphysis transverse for radial club hand. J. Hand Surg. Br. 1998. 23. 445-52.

Remerciements

Une grande dette de gratitude me lie à tous ceux qui m'ont aidé dans mes efforts et dans mes recherches. La liste serait trop longue pour les citer tous. Je ne citerai donc que les plus proches.

Ma reconnaissance va à tous ceux qui me soutiennent depuis si longtemps et qui m'encouragent sans faillir en me donnant de leur temps généreusement, et librement. Je les en remercie tous.

Ce sont :

. Mon épouse Anne qui m'a supporté tout ce temps et m'a soutenu, par son écoute, son dynamisme et sa joie de vivre.

. Les membres de la bibliothèque de l'Académie nationale de médecine, tout particulièrement son directeur dynamique, rigoureux et bienveillant, M. Jérôme Van Wijland, sans oublier M. Damien Blanchard.

. Le Pr Vladimir Mitz pour sa préface bienveillante et enthousiaste.

. La Pr Marie-Paule Vazquez pour son préambule amical.

. Le Pr Patrice Le Floch-Prigent pour sa relecture, ses corrections, ses idées

. Les chefs du laboratoire de microchirurgie, Jean-Luc Vignes et Nathalie Poitevin.

Le Dr Xavier Riaud, directeur de la collection « Médecine à travers les siècles » aux éditions L'Harmattan pour sa confiance renouvelée, son aide efficace, sa patience, pour son travail de mise en pages et ses corrections.

Les éditions L'Harmattan, en acceptant mon livre, en lui donnant le soutien de sa puissante réputation, la célèbre maison, honneur de l'édition française, démontre avoir su préserver les plus belles traditions, le sens des responsabilités et la diffusion de la vérité.

TABLE DES MATIÈRES

DU MÊME AUTEUR

- René Leriche, pionnier de la chirurgie vasculaire (2008). ***Prix Littré* – Groupement des Écrivains médecins (GEM).**

- Cancers des voies aéro-digestives supérieures. Données actuelles (2009).

- Les lambeaux cutanés dans la réparation des pertes de substance du nez (2010).

- La microchirurgie dans le monde : les débuts, l'évolution (2011).

- L'épopée des gants chirurgicaux, L'Harmattan, Coll. Médecine à travers les siècles (2012).

- Alexis Carrel, un chirurgien entre ombre et lumière, L'Harmattan, Coll. Médecine à travers les siècles (2013).

- Musiciens célèbres malades. Pourrait-on les sauver aujourd'hui ?, L'Harmattan, Coll. Médecine à travers les siècles (2015).

- Les tables d'opération de l'Antiquité à nos jours, L'Harmattan, Coll. Médecine à travers les siècles (2016).

- Frédéric Chopin, un génie musical face à une maladie rare : la mucoviscidose, L'Harmattan, Coll. Médecine à travers les siècles (2018).

- Les sarcomes osseux chez l'enfant : une longue histoire, L'Harmattan, Coll. Médecine à travers les siècles (2018).

- C'était mon père. L'émouvant témoignage d'un héros de la Seconde Guerre mondiale. Résistant évadé de Mauthausen, officier mort pour la France (2018).

- Autour du violon. Applications à la médecine : Ergothérapie-musicothérapie (2019).

- La main du chirurgien (2020). ***Prix Suzanne Raflé de Chevaniel* – GEM**.

- Les Romains et les Germains. La médecine à l'époque romaine, L'Harmattan, Coll. Médecine à travers les siècles (2020).

- Enseigner aujourd'hui. Le Partage de son savoir (2021) ***Prix Jean-René Cruchet* – Académie nationale des Sciences, des Belles-Lettres et Arts de Bordeaux**.

- La reconstruction du nez, L'Harmattan, Coll. Médecine à travers les siècles (2021).

- Guérir du lymphœdème, L'Harmattan, Coll. Médecine à travers les siècles (2022).

- À bord des chars. La vie quotidienne des tankistes 1939-1945 (2022).

- Cancer des voies aéro-digestives supérieures (2022).

- Autour de l'autisme (2023)

Tome 1 : Définitions du spectre de l'autisme (2023).

Tome 2 : Médiation cognitivo-comportementale (2023).

- La lymphe de l'Antiquité au XXIe siècle, L'Harmattan, Coll. Médecine à travers les siècles (2023).

- Quelques considérations personnelles sur l'Allemagne (2023).

- Cancer, Lambeaux, Transplants (2024).

- Cancers et reconstructions médico-chirurgicales à travers les siècles, L'Harmattan, Coll. Médecine à travers les siècles (2024).

Structures éditoriales du groupe L'Harmattan

L'Harmattan Italie
Via degli Artisti, 15
10124 Torino
harmattan.italia@gmail.com

L'Harmattan Hongrie
Kossuth l. u. 14-16.
1053 Budapest
harmattan@harmattan.hu

L'Harmattan Sénégal
10 VDN SICAP AMITIE 3
BP 45034 Dakar-Fann
direction@senharmattan.com

L'Harmattan Cameroun
Tsinga/Derrière polyclinique FECAFOOT
BP 11486 Yaoundé
Jacques.koukam@harmattan.fr

L'Harmattan Burkina Faso
Villa 281, secteur 23 623, rue 14.32
Ouagadougou
zagbie@outlook.fr

L'Harmattan Guinée
Almamya, rue KA 028 OKB Agency
BP 3470 Conakry
harmattanguinee@yahoo.fr

L'Harmattan RDC
185, avenue Nyangwe
Commune de Lingwala – Kinshasa
matangilamusadila@yahoo.fr

L'Harmattan Congo
219, avenue Nelson Mandela
BP 2874 Brazzaville
deunovmikhael@gmail.com

L'Harmattan Mali
Immeuble Mgr Jean Marie Cissé
Aci Hamadallaye
BP 145 Bamako
syllaka@yahoo.fr

L'Harmattan Togo
Djidjole – Maison Amela
face EPP BATOME
02 BP 20680 Lomé
didieramela11@gmail.com

L'Harmattan Côte d'Ivoire
Résidence Karl – Cité des Arts
Abidjan-Cocody
03 BP 1588 Abidjan
harmattan.ivoire@gmail.com

L'Harmattan Bénin
Rue 604, (Immeuble à l'entrée
de la rue UCAO- Cite de Saint-Jean)
Cotonou
stepcorpus@gmail.com

Nos librairies en France

Librairie internationale
16, rue des Écoles
75005 Paris
librairie.internationale@harmattan.fr
01 40 46 79 11
www.librairieharmattan.com

Librairie des savoirs
21, rue des Écoles
75005 Paris
librairie.sh@harmattan.fr
01 46 34 13 71
www.librairieharmattansh.com

www.ingramcontent.com/pod-product-compliance
Lightning Source LLC
LaVergne TN
LVHW010943061026
849535LV00007B/2548
* 9 7 8 2 3 3 6 5 3 3 9 2 6 *